# Mujeres con TDAH

**Mente Saludable**

Olivia I. Thigpen ESP

Published by Digital Mind, 2023.

MUJERES CON TDAH

**First edition. December 18, 2023.**

Copyright © 2023 Olivia I. Thigpen ESP.

ISBN: 979-8223503101

Written by Olivia I. Thigpen ESP.

# Also by Olivia I. Thigpen ESP

**Disciplina Positiva**
TDAH Como criar a un niño explosivo
Como Generar Auto Confianza en los Niños
Manejo de la Ira Para Padres
TDAH 2.0 Una guía sobre la enseñanza a niños con TDAH

**Mente Saludable**
Como dejar de Pensar Demasiado y Desintoxicarse: 8 Estrategias comprobadas para liberar la mente de Espirales Negativos, Reducir el Estrés, Aumentar la Productividad y Vivir en el Presente
Mujeres con TDAH

**Relaciones Sanas**
Amor con ansiedad: Cómo construir relaciones saludables en tiempos inciertos
Liberarse de la Manipulación Narcisista: Estrategias para sanar y florecer más allá de las Relaciones Tóxicas
Relaciones Narcisistas: Superar la Codependencia, Establecer Límites y Reparar Relaciones Románticas en un Mundo Intenso

Watch for more at https://oliviatda.com/.

# Tabla de Contenido

# Introducción

En el complejo tapiz de la diversidad humana, la atención y la hiperactividad desempeñan roles cruciales en la forma en que experimentamos y navegamos por el mundo. A lo largo de los años, el Trastorno por Déficit de Atención e Hiperactividad (TDAH) ha sido un área de investigación y comprensión en constante evolución. Sin embargo, en esta exploración, una faceta específica ha sido a menudo subestimada o pasada por alto: el impacto del TDAH en las mujeres.

Este libro es una obra que busca llenar ese vacío, ofreciendo una mirada profunda y comprensiva a la experiencia única de las mujeres que viven con TDAH. A través de estas páginas, nos embarcaremos en un viaje de descubrimiento, empoderamiento y transformación, explorando las complejidades de este trastorno desde una perspectiva que ha sido históricamente menos visible.

Para entender plenamente la narrativa de las mujeres con TDAH, es crucial situar este trastorno en su contexto más amplio. El TDAH, caracterizado por la dificultad para mantener la atención, la impulsividad y la hiperactividad, ha sido estudiado principalmente desde la infancia hasta la adolescencia. Sin embargo, en las mujeres, estas manifestaciones pueden presentarse de manera diferente y a menudo pasan desapercibidas. El estigma y la falta de conciencia han contribuido a que muchas mujeres vivan con TDAH sin un diagnóstico o tratamiento adecuado.

Las mujeres con TDAH enfrentan una serie única de desafíos en su vida cotidiana. Desde la organización del tiempo hasta el manejo de las relaciones interpersonales, cada aspecto de la vida puede verse influido por la interacción del TDAH en la mujer. Este libro se propone abordar estos desafíos de frente, brindando estrategias y herramientas específicas diseñadas para empoderar a las mujeres a superar las distracciones, mejorar sus relaciones y encontrar el éxito en múltiples facetas de la vida.

El camino hacia la comprensión y el manejo del TDAH en mujeres comienza con un diagnóstico preciso. Sin embargo, la complejidad de los síntomas en mujeres a menudo conduce a diagnósticos erróneos o a la falta de reconocimiento. Exploraremos a fondo el proceso de diagnóstico y evaluación, destacando los desafíos comunes y ofreciendo información valiosa sobre herramientas y pruebas especializadas que pueden mejorar la precisión del diagnóstico.

Uno de los desafíos más apremiantes que enfrentan las mujeres con TDAH es la organización de su tiempo. Este libro proporcionará estrategias prácticas para desarrollar habilidades organizativas efectivas, crear rutinas personalizadas y aprovechar herramientas tecnológicas que faciliten la gestión del tiempo, permitiendo así a las mujeres maximizar su productividad y lograr sus metas diarias.

Las distracciones cotidianas pueden convertirse en obstáculos significativos para las mujeres con TDAH. Exploraremos las distracciones comunes, desde las más evidentes hasta las más sutiles, y proporcionaremos técnicas efectivas para mantener el enfoque. Además, examinaremos cómo crear entornos propicios para la concentración, tanto en el hogar como en el trabajo.

El TDAH puede tener un impacto significativo en las relaciones personales. Abordaremos cómo las mujeres con TDAH pueden comunicarse eficazmente con amigos y familiares, construir relaciones saludables y superar los desafíos que surgen en el ámbito interpersonal.

A lo largo de este viaje, nos sumergiremos en la complejidad de las emociones, exploraremos estrategias para el manejo emocional y examinaremos el impacto del TDAH en la salud mental y el bienestar emocional de las mujeres. Desde la gestión financiera hasta el desarrollo profesional, este libro será una guía integral que aborda cada aspecto de la vida de una mujer con TDAH.

Este libro busca inspirar, empoderar y proporcionar las herramientas necesarias para que las mujeres triunfen en la vida, independientemente de los desafíos que el TDAH pueda presentar. Con una mezcla de investigación actualizada, experiencias personales y consejos prácticos, este libro se presenta como una brújula para aquellas mujeres que buscan navegar con éxito las aguas de la vida con TDAH.

# Capítulo 1: Entendiendo el TDAH en Mujeres

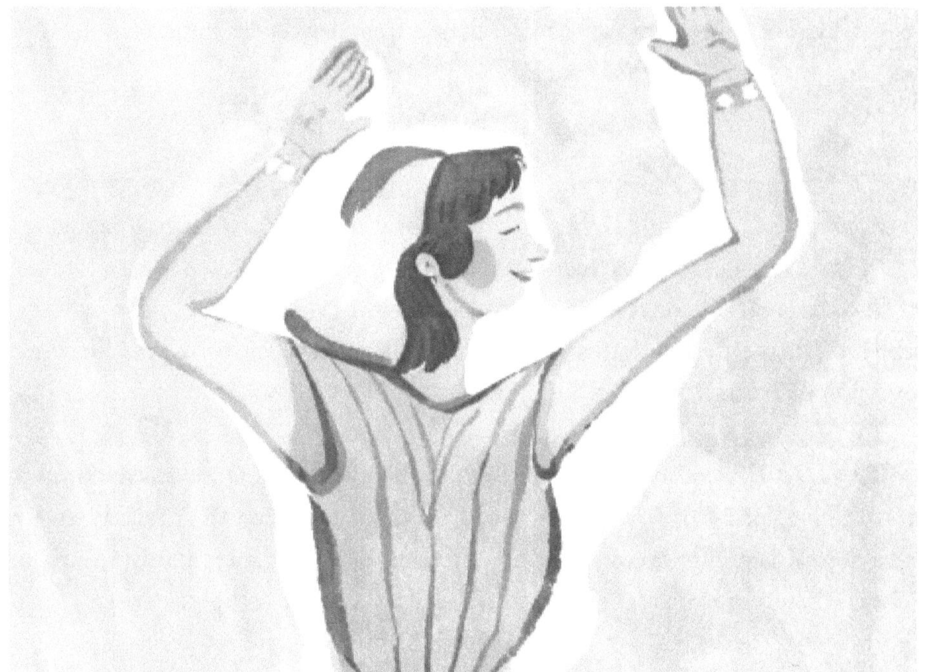

A lo largo de las décadas, el TDAH ha sido objeto de estudio exhaustivo, sin embargo, la experiencia única de las mujeres con este trastorno ha sido a menudo eclipsada por la narrativa general.

Este primer capítulo busca iluminar ese rincón oscuro y ofrecer una mirada detallada al TDAH en mujeres. Más allá de la imagen convencional del TDAH, exploraremos las complejidades específicas que las mujeres enfrentan al vivir con este trastorno. Desde la infancia hasta la edad adulta, la comprensión de cómo el TDAH se manifiesta en mujeres es esencial para proporcionar un apoyo adecuado y personalizado.

A través de un enfoque integral, este capítulo se propone destilar la esencia del TDAH, arrojando luz sobre sus matices en el contexto femenino. Desde los desafíos que plantea hasta las fortalezas únicas que puede traer consigo, exploraremos cada faceta de este trastorno para construir una base sólida que permita a las mujeres no solo comprenderlo sino también abordarlo con resiliencia y determinación.

Entender el TDAH en mujeres va más allá de una simple descripción de síntomas; implica sumergirse en las experiencias individuales, reconocer patrones y, lo más importante, desafiar los estereotipos arraigados que han perpetuado malentendidos sobre cómo se manifiesta este trastorno en las mujeres.

# 1.1 Introducción al TDAH

Imagina tu mente como un río, fluyendo constantemente, a veces tranquilo y sereno, y en otras ocasiones, lleno de rápidos y remolinos. Ahora, imagina que este río está en tu cabeza, y a veces, esos rápidos y remolinos pueden hacer que sea un poco más difícil concentrarse en una cosa por mucho tiempo. Eso es lo que sucede en las mentes de algunas personas, y le llamamos Trastorno por Déficit de Atención e Hiperactividad, o TDAH.

### El TDAH en Palabras Sencillas

El TDAH es como tener una mente que salta de una cosa a otra como un mono juguetón en una jungla. A veces, es difícil mantenerse enfocado en una tarea porque la mente se emociona con muchas ideas diferentes al mismo tiempo. Pero no es solo sobre la atención, también hay una parte de hiperactividad, lo que significa que a veces hay demasiada energía, ¡como si tu cuerpo quisiera moverse y no pudiera quedarse quieto!

Piensa en ello como si tuvieras un superpoder de súper energía y súper imaginación, pero a veces, este superpoder también puede hacer que sea difícil seguir las reglas o quedarse en un solo lugar por mucho tiempo. No es que no quieras hacerlo, es solo que tu mente y tu cuerpo están tan emocionados que quieren explorar y descubrir todo a la vez.

### Las Diferencias entre Niños y Niñas con TDAH

Antes, mucha gente pensaba que solo los niños tenían TDAH, ¡pero eso no es cierto! Las niñas también pueden tenerlo, solo que a veces se manifiesta de manera un poco diferente. Mientras que en los niños la hiperactividad puede ser más obvia, en las niñas, la hiperactividad puede expresarse de manera más interna, ¡como si tuvieran un torbellino de ideas girando en sus cabezas!

Además, las niñas con TDAH a menudo son muy buenas para esconderlo. Pueden esforzarse mucho para parecer como si estuvieran prestando atención y siendo ordenadas, pero por dentro, su río mental todavía está fluyendo rápidamente. Esto puede hacer que a veces sea más difícil para las niñas conseguir ayuda porque no siempre es fácil de ver.

## Cómo se Diagnostica el TDAH

Diagnosticar el TDAH no es como resolver un rompecabezas simple. No hay una prueba única que pueda decir con certeza si alguien tiene TDAH. En cambio, los médicos y profesionales de la salud observan muchos aspectos de la vida de una persona, cómo se comporta, cómo se concentra y cómo maneja su energía. También preguntan a los padres, maestros y a veces a la propia persona sobre su vida cotidiana.

El proceso de diagnóstico es como armar un rompecabezas con muchas piezas diferentes: observaciones, preguntas y experiencias personales. Solo cuando todas las piezas encajan, se puede decir con seguridad si alguien tiene TDAH.

## El Superpoder del TDAH y los Desafíos que Trae Consigo

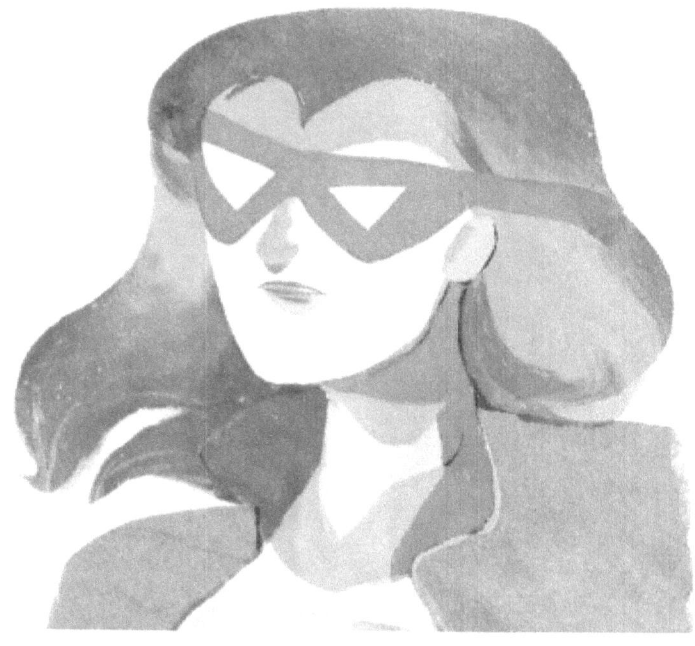

Tener TDAH no es solo un conjunto de desafíos; también viene con algunos superpoderes asombrosos. Imagina tener la capacidad de pensar en muchas cosas a la vez, ser creativo y tener una energía ilimitada cuando realmente te apasiona algo. Estos son los lados positivos del TDAH que a menudo pasan desapercibidos.

Sin embargo, con los superpoderes también vienen los desafíos. Puede ser difícil concentrarse en una tarea durante mucho tiempo, seguir las reglas o recordar pequeñas cosas importantes. A veces, esto puede hacer que las personas con TDAH se sientan mal consigo mismas o se pregunten por qué no pueden ser como los demás.

## 1.2 Diferencias de género en el TDAH

**1. ¿Por qué Importan las Diferencias de Género?**

Primero, hablemos de por qué es importante explorar las diferencias entre chicas y chicos con TDAH. Antes, mucha gente pensaba que solo los niños tenían TDAH, pero ahora sabemos que las chicas también lo tienen. La cosa es que, a veces, el TDAH en las chicas puede ser como un mago escondido en un sombrero, ¡a veces no es tan fácil de ver!

Reconocer estas diferencias es como tener un mapa más detallado en nuestro viaje. Nos ayuda a entender mejor cómo las chicas y los chicos experimentan y enfrentan los desafíos del TDAH de manera única, lo cual es clave para brindar el apoyo adecuado.

## 2. Las Mareas del TDAH en Chicos y Chicas

Imagina el TDAH como olas en un océano. En los chicos, estas olas pueden ser más altas y visibles, como cuando estás jugando en una playa y las olas te golpean fuerte. Pero en las chicas, las olas pueden ser más sutiles, como cuando estás parado en una orilla tranquila y las olas llegan suavemente a tus pies.

En los chicos, la hiperactividad a menudo es como esas olas grandes. Pueden ser muy activos, moverse mucho y ser notorios en su energía. En las chicas, la hiperactividad puede ser más interna, como si tuvieran un huracán de ideas girando en sus mentes. Aunque no siempre es visible desde afuera, ¡puede ser igual de poderoso!

## 3. El Arte de Esconder el TDAH

Las chicas con TDAH son a veces como artistas que esconden su arte. Pueden esforzarse mucho para parecer como si estuvieran prestando atención y siendo organizadas, pero por dentro, su río mental todavía está fluyendo rápidamente. Esto a veces hace que sea más difícil para las chicas conseguir ayuda, ¡como si estuvieran usando una capa mágica que oculta su superpoder!

Este arte de esconder el TDAH puede llevar a malentendidos. Las chicas pueden sentir que deben ser perfectas para encajar en el molde que la sociedad espera de ellas. Pero aquí hay un secreto importante: ¡nadie es perfecto! Todos tenemos nuestras propias formas únicas de brillar, y el TDAH es solo una parte de lo que nos hace especiales.

## 4. Diferencias en el Diagnóstico: Rompecabezas Personalizados

Diagnosticar el TDAH en chicas puede ser como resolver un rompecabezas personalizado. No hay una sola pieza que se adapte a todos. Los profesionales de la salud observan muchas cosas diferentes, como el comportamiento, la atención y la energía, para armar el rompecabezas. Hablan con los padres, maestros y, a veces, incluso con las propias chicas para comprender cómo es su vida cotidiana.

Este proceso es como diseñar un rompecabezas que encaje perfectamente con la vida única de cada persona. Es un recordatorio de que todos somos diferentes y únicos, y eso es algo hermoso.

## 5. La Fortaleza Oculta: Superpoderes Femeninos con TDAH

A pesar de los desafíos, las chicas con TDAH también tienen superpoderes ocultos. Imagina tener la capacidad de pensar en muchas cosas a la vez, ser creativa y tener una energía ilimitada cuando realmente te apasiona algo. Estos son superpoderes asombrosos que a menudo se pasan por alto.

La creatividad de las chicas con TDAH puede ser como un jardín secreto lleno de flores brillantes y brillantes. A veces, estas flores pueden ser distracciones, pero también pueden ser ideas increíbles que florecen y se convierten en algo maravilloso.

### 6. Cómo Ayudar a las Chicas con TDAH a Brillar

Ahora que hemos explorado estas diferencias, la pregunta es: ¿cómo podemos ayudar a las chicas con TDAH a brillar aún más? Una parte clave es reconocer y celebrar sus superpoderes únicos. Permitirles ser ellas mismas y apoyar sus talentos puede abrir caminos para que exploren y crezcan.

También es crucial proporcionar un entorno en el que puedan sentirse cómodas compartiendo sus desafíos. En lugar de esconderse detrás de la capa mágica, animémoslas a hablar abierta y honestamente sobre sus experiencias. Al hacerlo, estamos construyendo puentes de comprensión y apoyo.

En resumen, explorar las diferencias de género en el TDAH es como descubrir un tesoro escondido. Al entender cómo el río mental fluye de manera única en las chicas, podemos construir puentes más fuertes, brindar apoyo más efectivo y crear un viaje que celebre tanto los desafíos como los superpoderes de cada persona.

# 1.3 Desafíos específicos para mujeres con TDAH

### La Danza de los Desafíos en el Río Mental Femenino

El TDAH en mujeres a menudo presenta desafíos únicos, como una danza especial en el río mental. Mientras que algunas chicas pueden tener un río más sereno, otras pueden sentir que sus aguas están llenas de remolinos y giros inesperados. Estos desafíos pueden afectar diferentes áreas de la vida diaria, desde la organización hasta las relaciones y más allá.

### Desafío número uno: La Batalla por la Organización

Una de las áreas donde las mujeres con TDAH pueden encontrar desafíos significativos es en la organización. Mantener todo en su lugar puede sentirse como intentar atrapar mariposas en un jardín lleno de flores. Aunque algunas mujeres pueden tener habilidades organizativas innatas, otras pueden luchar con la tarea de poner todas las piezas en su sitio.

Este desafío no significa que las mujeres con TDAH no sean capaces de organizarse, ¡sino que pueden necesitar estrategias específicas y apoyo adicional para hacerlo de manera efectiva!

**Desafío número dos: El Juego de las Relaciones Interpersonales**

Las relaciones personales también pueden ser como un juego complicado para las mujeres con TDAH. La danza en sus mentes puede a veces hacer que sea difícil seguir las conversaciones o recordar detalles importantes. Esto no significa que no valoren sus relaciones, sino que a veces necesitan un poco más de comprensión y paciencia por parte de los demás.

El desafío aquí es encontrar formas de comunicarse eficazmente, expresar sus necesidades y mantener relaciones saludables. Es como aprender una nueva danza, donde cada paso cuenta y la conexión emocional se convierte en una obra maestra.

**Desafío número tres: El Laberinto de las Emociones**

El TDAH en mujeres también puede afectar la gestión emocional. Las emociones pueden ser como un laberinto en constante cambio, donde encontrar el camino correcto puede ser un desafío. A veces, estas emociones pueden ser intensas y difíciles de comprender, lo que agrega una capa adicional de complejidad a la vida cotidiana.

Este desafío no significa que las mujeres con TDAH sean emocionalmente inestables, sino que pueden necesitar estrategias específicas para reconocer, comprender y regular sus emociones de manera saludable.

**Desafío número cuatro: La Lucha con las Expectativas Sociales**

Las expectativas sociales también pueden convertirse en un desafío para las mujeres con TDAH. A menudo, hay presiones para encajar en ciertos moldes y cumplir con estándares predefinidos. La danza única de sus mentes puede hacer que sigan su propio ritmo, a veces divergente de las expectativas externas.

Este desafío no significa que las mujeres con TDAH no puedan cumplir con las expectativas, sino que pueden necesitar flexibilidad y comprensión en el proceso. La clave es permitir que cada mujer defina su propio éxito y camino en la vida.

**Superando Desafíos con Estrategias Específicas**

Aunque estos desafíos pueden parecer montañas imponentes, es importante recordar que cada desafío también es una oportunidad para crecer y aprender. A través de estrategias específicas, las mujeres con TDAH pueden superar estos obstáculos y prosperar en sus vidas.

La organización puede mejorarse con rutinas personalizadas y la ayuda de herramientas tecnológicas. Las relaciones pueden fortalecerse a través de una comunicación abierta y la construcción de conexiones significativas. La gestión emocional puede mejorar con prácticas de bienestar y la búsqueda de equilibrio. En cuanto a las expectativas sociales, la clave es abrazar la autenticidad y desafiar los estándares restrictivos.

# Capítulo 2: Diagnóstico y Evaluación en Mujeres

En nuestro viaje hacia la comprensión y el empoderamiento de las mujeres con Trastorno por Déficit de Atención e Hiperactividad (TDAH), nos adentramos en un capítulo crucial: el proceso de diagnóstico y evaluación. Este tramo del camino es como una exploración minuciosa, donde desentrañamos las complejidades específicas que rodean la identificación y comprensión del TDAH en mujeres.

Entender cómo se lleva a cabo el diagnóstico es esencial. No es simplemente un sello que se coloca en una hoja de papel, sino un proceso delicado y personalizado que busca armar un rompecabezas único para cada mujer. En este capítulo, exploraremos las particularidades de este proceso, los desafíos que puede presentar y cómo puede convertirse en una herramienta fundamental para el empoderamiento y la mejora de la calidad de vida.

## 2.1 Proceso de diagnóstico

### A) El Puzzle Personalizado del TDAH

El diagnóstico del TDAH no es como una prueba única que responda con un sí o no. Es más bien como armar un rompecabezas. Cada mujer tiene un puzzle único, con piezas que incluyen su comportamiento, su forma de pensar y cómo interactúa con el mundo que la rodea. El proceso de diagnóstico es la tarea de recopilar todas estas piezas y ver cómo encajan.

### B) Observaciones Importantes: La Danza de las Señales de Alerta

El primer paso en el proceso de diagnóstico a menudo implica observar atentamente. Los profesionales de la salud, como médicos y psicólogos, buscan señales de alerta que podrían indicar la presencia de TDAH. Estas señales pueden manifestarse de maneras diferentes en comparación con los hombres, ya que la danza de las mentes femeninas a veces es más sutil.

Se pueden observar patrones en la forma en que una mujer presta atención, organiza su tiempo o maneja las emociones. ¿Se distrae fácilmente? ¿Tiene dificultades para concentrarse en una tarea? Estas son algunas de las pistas que podrían llevar a una comprensión más profunda.

### C) Entrevistas y Charlas: Descifrando la Historia Personal

Después de las observaciones, viene la etapa de entrevistas y charlas. Aquí, el profesional de la salud puede hablar directamente con la mujer, y a veces con sus familiares o maestros, para obtener una visión más completa de su historia personal. Preguntas sobre la infancia, la vida escolar y las relaciones pueden ayudar a descifrar el puzzle.

Es como contar la historia de una vida: ¿cómo fue crecer, enfrentar desafíos y aprender a lidiar con el mundo? Estas conversaciones son cruciales para comprender la experiencia única de cada mujer con TDAH.

### D) Herramientas Especiales: Pruebas y Evaluaciones

Además de las observaciones y las conversaciones, se utilizan herramientas especiales para obtener información más detallada. Estas herramientas pueden incluir pruebas y evaluaciones diseñadas específicamente para evaluar el TDAH. Estas pruebas pueden medir la atención, la impulsividad y la hiperactividad, brindando así datos más objetivos sobre el funcionamiento mental y emocional.

Imagina estas pruebas como lentes especiales que ayudan a enfocar la imagen. Proporcionan información clave que puede ser fundamental para llegar a un diagnóstico claro y preciso.

### E) Condiciones Coexistentes: Desenmascarando Otros Desafíos

El TDAH a veces viaja acompañado de otras condiciones. Es como si el detective descubriera que hay más de una historia en juego. Es común que las mujeres con TDAH también experimenten ansiedad, depresión u otras condiciones de salud mental. El proceso de diagnóstico también busca identificar estas condiciones coexistentes para garantizar un enfoque integral en el cuidado de la salud.

### F) Desafíos Únicos en el Diagnóstico Femenino

El diagnóstico del TDAH en mujeres presenta desafíos únicos. A veces, las características del TDAH pueden ser más difíciles de reconocer debido a las estrategias de afrontamiento que las mujeres han desarrollado. Pueden haber aprendido a ocultar ciertos comportamientos o a compensar de manera efectiva, lo que puede hacer que las señales de alerta sean menos evidentes.

Además, la falta de conciencia sobre el TDAH en mujeres puede llevar a malentendidos y diagnósticos erróneos. Es por eso que este proceso de diagnóstico es tan esencial; busca ir más allá de las apariencias y explorar la realidad única de cada mujer.

## 2.2 Obstáculos comunes en el diagnóstico en mujeres

**Obstáculo número uno: Estereotipos y Expectativas Sociales**

Uno de los mayores obstáculos en el diagnóstico del TDAH en mujeres radica en los estereotipos y expectativas sociales arraigadas. La idea tradicional de una persona con TDAH a menudo se centra en la imagen de un niño hiperactivo y distraído. Este estereotipo puede oscurecer la comprensión de cómo se manifiesta el TDAH en las mujeres, ya que su experiencia puede ser menos visible y más interna.

Las expectativas sociales también desempeñan un papel crucial. Se espera que las mujeres sean organizadas, atentas y capaces de manejar múltiples tareas sin problemas. Cuando estas expectativas chocan con las características del TDAH, como la dificultad para mantener la atención o la organización, pueden surgir malentendidos y obstáculos en el camino hacia el diagnóstico.

**Obstáculo número dos: Estrategias de Afrontamiento Eficientes**

Las mujeres con TDAH a menudo desarrollan estrategias de afrontamiento muy eficientes para lidiar con los desafíos que enfrentan. Estas estrategias pueden incluir un esfuerzo consciente por parecer organizadas, prestar atención y cumplir con las expectativas sociales. Aunque estas estrategias son valiosas y reflejan la resiliencia de las mujeres con TDAH, también pueden actuar como velos que ocultan los síntomas subyacentes.

Este camuflaje puede hacer que los profesionales de la salud y las personas cercanas no detecten fácilmente las señales de alerta del TDAH. La mujer puede estar tan acostumbrada a compensar sus desafíos que ni siquiera ella misma puede reconocer la necesidad de ayuda.

**Obstáculo número tres: Falta de Conciencia y Educación**

La falta de conciencia y educación sobre el TDAH en mujeres es otro obstáculo importante. A veces, ni las mujeres ni quienes las rodean están familiarizados con la variedad de formas en que el TDAH puede manifestarse en el género femenino. Esto puede llevar a la falta de reconocimiento de los síntomas y, por ende, a un retraso en el diagnóstico.

La educación es una herramienta poderosa para superar este obstáculo. Aumentar la conciencia sobre cómo se manifiesta el TDAH en las mujeres, promover la comprensión de las variaciones individuales y eliminar los estereotipos contribuye a crear un entorno en el que el diagnóstico pueda ser más preciso y oportuno.

**Obstáculo número cuatro: Evaluaciones Tradicionales No Adaptadas**

Las evaluaciones tradicionales utilizadas para el diagnóstico del TDAH a menudo se basan en modelos diseñados para detectar el trastorno en niños, y estas no siempre son adaptadas para las diferencias de género. Las mujeres con TDAH pueden no encajar fácilmente en los criterios establecidos, ya que sus síntomas pueden ser menos evidentes o manifestarse de manera diferente.

Adaptar las evaluaciones para incluir aspectos específicos de cómo el TDAH se presenta en mujeres es esencial. Esto implica considerar no solo la hiperactividad externa sino también la hiperactividad interna, la falta de atención y otros matices que pueden ser más sutiles.

**Obstáculo número cinco: Diagnóstico Coexistente de Otras Condiciones de Salud Mental**

El TDAH a menudo viaja acompañado de otras condiciones de salud mental, como ansiedad o depresión. La presencia de estas condiciones puede complicar el diagnóstico, ya que los síntomas pueden superponerse o enmascararse mutuamente. Identificar el TDAH específicamente entre otras condiciones puede requerir un análisis cuidadoso y una comprensión profunda de la interacción entre los diferentes aspectos de la salud mental.

**Superando Obstáculos para un Diagnóstico Preciso**

Aunque estos obstáculos pueden parecer desafiantes, es importante recordar que superarlos es posible. La clave es abordar cada obstáculo con enfoques específicos y personalizados. La conciencia, tanto a nivel individual como a nivel societal, desempeña un papel crucial en este proceso. La educación, la adaptación de evaluaciones y la comprensión de las estrategias de afrontamiento son herramientas esenciales para superar estos obstáculos y lograr un diagnóstico más preciso.

# 2.3 Herramientas y pruebas especializadas para mujeres con TDAH

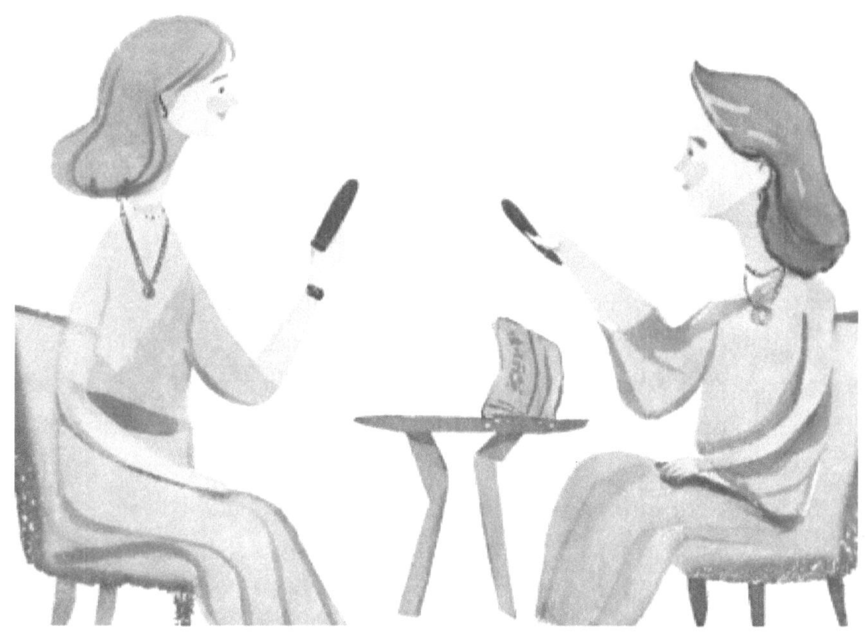

**1. Entrevistas Detalladas: Desentrañando las Historias Personales**

Las entrevistas detalladas son como conversaciones profundas que buscan desentrañar las historias personales de las mujeres con TDAH. Aquí, los profesionales de la salud hablan directamente con las mujeres y, en ocasiones, con sus familiares o maestros. Preguntas sobre la infancia, la vida diaria y las relaciones proporcionan valiosas pistas sobre cómo se manifiesta el TDAH en la vida cotidiana.

Estas entrevistas no solo recopilan información sobre los síntomas evidentes, sino que también exploran las estrategias de afrontamiento que las mujeres pueden haber desarrollado. Al analizar estas estrategias, los profesionales pueden obtener una visión más completa de la experiencia única de cada mujer con TDAH.

**2. Escalas y Cuestionarios Específicos para Mujeres**

Las escalas y cuestionarios especializados son herramientas diseñadas específicamente para evaluar el TDAH en mujeres. A diferencia de las pruebas más generales, estas herramientas tienen en cuenta las diferencias de género en la presentación de los síntomas del TDAH. Preguntas adaptadas pueden abordar la hiperactividad interna, la falta de atención y otros aspectos que pueden ser más sutiles en las mujeres.

Estas herramientas son como mapas diseñados específicamente para navegar las aguas del TDAH femenino. Proporcionan una estructura que ayuda a los profesionales a identificar patrones y evaluar de manera más precisa la presencia y la gravedad del trastorno.

### 3. Evaluación de las Estrategias de Afrontamiento

Las mujeres con TDAH a menudo desarrollan estrategias ingeniosas para lidiar con los desafíos diarios. Estas estrategias pueden incluir listas de tareas, recordatorios visuales o métodos específicos para mantenerse enfocadas. Analizar estas estrategias no solo revela la creatividad y la resiliencia de las mujeres, sino que también proporciona pistas sobre los desafíos subyacentes que enfrentan.

La evaluación de las estrategias de afrontamiento es como descifrar un código. Ayuda a comprender cómo las mujeres con TDAH han aprendido a manejar sus desafíos y qué apoyos adicionales pueden ser beneficiosos en su vida diaria.

### 4. Evaluación de Condiciones Coexistentes

El TDAH a menudo viaja acompañado de otras condiciones de salud mental, como ansiedad o depresión. La evaluación de estas condiciones coexistentes es como explorar terrenos adicionales en nuestro viaje. Los profesionales de la salud analizan cómo estas condiciones interactúan entre sí y cómo afectan la vida general de la mujer.

Identificar y abordar estas condiciones coexistentes es fundamental para proporcionar un tratamiento integral. Es como tratar no solo los síntomas del TDAH, sino también comprender cómo otras condiciones pueden influir en la experiencia general de una mujer.

### 5. Evaluación de la Función Ejecutiva

La función ejecutiva es como el director de una obra teatral. Controla las habilidades mentales y cognitivas necesarias para llevar a cabo tareas y metas. En las mujeres con TDAH, la función ejecutiva puede verse afectada, lo que puede manifestarse en dificultades para planificar, organizar y completar tareas.

Las evaluaciones de la función ejecutiva son herramientas especializadas que ayudan a medir estas habilidades. Examinan cómo una mujer aborda las tareas diarias, cómo se organiza y cómo planifica su tiempo. Estas evaluaciones son como linternas que iluminan áreas específicas que pueden necesitar apoyo adicional.

## 6. Beneficios de Herramientas Especializadas

Utilizar herramientas y pruebas especializadas en el diagnóstico del TDAH en mujeres ofrece beneficios significativos. Estas herramientas no solo permiten una evaluación más precisa y detallada, sino que también reconocen y valoran las diferencias de género en la presentación del TDAH. Además, al adaptar las evaluaciones, se superan los obstáculos que podrían surgir debido a estereotipos o expectativas preexistentes.

Al emplear estas herramientas, el proceso de diagnóstico se convierte en una exploración minuciosa, guiada por la comprensión de las experiencias individuales de las mujeres con TDAH. Este enfoque específico y personalizado no solo mejora la precisión del diagnóstico, sino que también sienta las bases para estrategias y apoyos adaptados que marcarán la diferencia en la vida diaria.

# Capítulo 3: Estrategias de Organización y Gestión del Tiempo

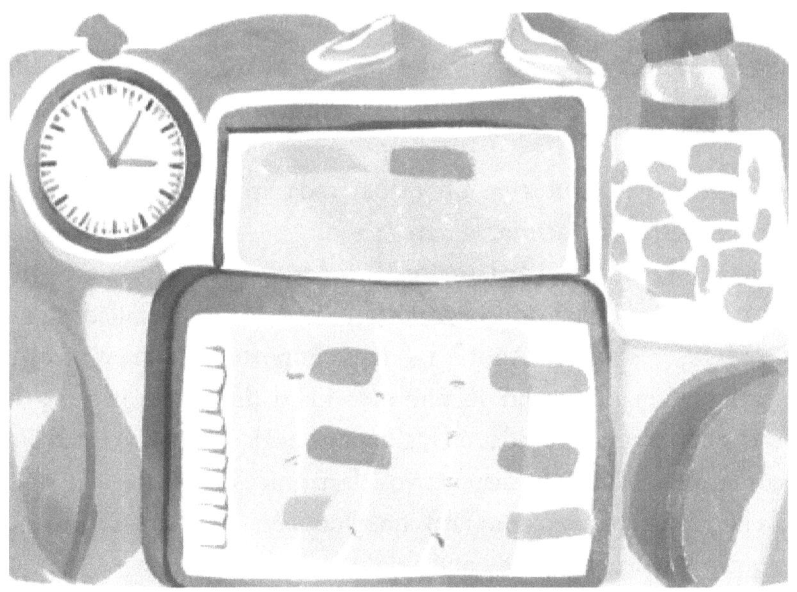

En nuestro recorrido por el viaje de las mujeres con Trastorno por Déficit de Atención e Hiperactividad (TDAH), llegamos a un terreno crucial: el desarrollo de habilidades organizativas. Este tramo es como un taller práctico donde exploraremos herramientas y estrategias que ayudarán a las mujeres a construir cimientos sólidos para la organización en su vida cotidiana. Así que, pongamos manos a la obra y exploremos cómo el desarrollo de habilidades organizativas puede ser una brújula valiosa en el camino hacia una vida más estructurada y satisfactoria.

## 3.1 Desarrollo de habilidades organizativas

### Entendiendo las Habilidades Organizativas

Imagina las habilidades organizativas como las herramientas de un artista antes de comenzar una obra maestra. Son esenciales para estructurar y dar forma a la vida diaria. En el contexto del TDAH, estas habilidades se vuelven aún más fundamentales, ya que ayudan a mitigar los desafíos asociados con la distracción y la falta de atención.

### Creando Espacios Organizados

El primer paso en el desarrollo de habilidades organizativas es la creación de espacios ordenados. Esto significa establecer áreas específicas para tareas y objetos, como un escritorio para el trabajo o un lugar designado para las llaves. Mantener estos espacios organizados ayuda a reducir la posibilidad de distracciones y facilita la ubicación de elementos importantes cuando se necesitan.

Es como dibujar límites en un mapa; cada área tiene su propósito y se mantiene ordenada para facilitar la navegación.

### Utilizando Listas y Recordatorios Visuales

Las listas y los recordatorios visuales son como mapas detallados que guían a través de las tareas diarias. Anotar las tareas importantes y crear recordatorios visuales ayuda a mantener un seguimiento claro de lo que necesita hacerse. Pueden ser simples notas pegadas en lugares estratégicos o aplicaciones diseñadas para recordatorios visuales en dispositivos electrónicos.

Estas herramientas son como faros que iluminan el camino, recordando a las mujeres qué pasos deben seguir y qué objetivos lograr.

### Estableciendo Rutinas Consistentes

Las rutinas consistentes son como programas preestablecidos que ayudan a estructurar el día. Establecer horarios específicos para actividades como trabajar, comer y descansar proporciona un marco predecible que facilita la concentración y la organización. Además, las rutinas brindan un sentido de orden y estabilidad.

Es como seguir una ruta familiar; las mujeres con TDAH pueden anticipar lo que sigue, lo que facilita la transición entre actividades.

### Priorizando Tareas de Manera Efectiva

La priorización efectiva de tareas es como elegir las mejores rutas en un mapa. Es fundamental identificar las tareas más importantes y urgentes para abordarlas primero. Esto evita que las mujeres se sientan abrumadas y permite que dediquen su energía a lo que realmente importa.

Al priorizar, se establece un camino claro que guía hacia el cumplimiento de metas y objetivos.

### Aprovechando Tecnologías Organizativas

Las tecnologías organizativas son como asistentes personales virtuales. Aplicaciones y herramientas en línea pueden ser aliadas poderosas para las mujeres con TDAH. Calendarios electrónicos, aplicaciones de lista de tareas y recordatorios automáticos son recursos valiosos que pueden integrarse fácilmente en la vida cotidiana.

Estas tecnologías actúan como guías electrónicas, manteniendo a las mujeres en el rumbo correcto y asegurándose de que ninguna tarea importante quede olvidada.

### Aprendiendo a Delegar Responsabilidades

Aprender a delegar responsabilidades es como compartir la carga del viaje. No es necesario enfrentar todas las tareas solas. Delegar significa pedir ayuda cuando sea necesario y distribuir responsabilidades entre familiares, amigos o colegas. Esto alivia la carga y permite concentrarse en lo que es más importante. Es como tener compañeros de viaje que comparten la travesía, haciendo que el viaje sea más llevadero.

### Beneficios del Desarrollo de Habilidades Organizativas

El desarrollo de habilidades organizativas no solo facilita la vida diaria, sino que también ofrece beneficios significativos para las mujeres con TDAH. Al crear estructuras y rutinas, se reduce el estrés y la ansiedad asociados con la falta de organización. Además, estas habilidades proporcionan un marco sólido para el éxito en diversas áreas, desde el trabajo hasta las relaciones personales. El desarrollo de habilidades organizativas es un poderoso aliado en el viaje hacia una vida más estructurada y satisfactoria.

# 3.2 Creación de rutinas efectivas

### Entendiendo la Importancia de las Rutinas

Las rutinas son como mapas que trazan un camino previsible en medio del ajetreo diario. Para las mujeres con TDAH, establecer rutinas efectivas puede ser una herramienta valiosa para contrarrestar los desafíos de la distracción y la falta de atención. Veamos cómo estas rutinas se convierten en aliadas esenciales en el viaje hacia la organización y el bienestar.

**1. Estableciendo Horarios Consistentes**

Imagina el horario como el esqueleto que da forma al día. Establecer horarios consistentes para actividades clave, como despertarse, trabajar y descansar, proporciona un marco sólido. Esto no solo ayuda a mantener la estructura, sino que también facilita la transición entre diferentes tareas.

Es como seguir un guion; las mujeres pueden anticipar qué sigue, lo que reduce la incertidumbre y favorece la concentración.

**2. Incluyendo Tiempo para Descanso y Recuperación**

Incluir momentos para descansar y recuperarse es como agregar áreas de descanso en el camino. Las mujeres con TDAH pueden sentirse abrumadas fácilmente, y tomar tiempo para recargar energías es crucial. Estos períodos de descanso no solo mejoran el bienestar emocional, sino que también contribuyen a un rendimiento más sostenible en el tiempo.

Es como planificar áreas de descanso en un viaje largo; permite disfrutar del paisaje sin agotarse.

**3. Personalizando Rutinas según Preferencias Individuales**

Cada mujer es única, y sus rutinas deben reflejar esas singularidades. Personalizar las rutinas según las preferencias individuales es como diseñar un viaje a medida. Algunas mujeres pueden preferir trabajar por la mañana, mientras que otras son más productivas por la tarde. Respetar estas preferencias contribuye a una mayor eficiencia y satisfacción.

Es como adaptar el itinerario de un viaje a los intereses y necesidades personales; se vuelve más significativo y placentero.

**4. Incorporando Actividades Placenteras**

Incorporar actividades placenteras en la rutina es como agregar destinos emocionantes al viaje. Las mujeres con TDAH pueden beneficiarse al incluir momentos para actividades que disfrutan, ya sea leer, hacer ejercicio o practicar pasatiempos creativos. Estos momentos no solo brindan alegría, sino que también actúan como un estímulo positivo en medio de las responsabilidades diarias.

Es como planificar paradas en un viaje para disfrutar de experiencias que aportan felicidad y renovación.

**5. Flexibilidad para Adaptarse a Cambios**

La flexibilidad en las rutinas es como tener un mapa actualizado durante el viaje. La vida está llena de imprevistos, y las mujeres con TDAH pueden enfrentarse a cambios repentinos. Mantener la flexibilidad permite adaptarse a nuevas circunstancias sin sentirse abrumada. Ser capaz de ajustar la rutina según sea necesario contribuye a una sensación de control y adaptabilidad.

Es como tener un plan B en el viaje; se pueden explorar rutas alternativas cuando sea necesario.

**6. Utilizando Recordatorios Visuales y Alarmas**

Los recordatorios visuales y las alarmas son como señales en el camino. Pueden ser herramientas útiles para recordar tareas importantes o transiciones entre actividades. Estas ayudas visuales y auditivas actúan como guías amigables que mantienen a las mujeres en la pista, evitando olvidos o distracciones. Es como tener un copiloto que avisa sobre los próximos pasos en el viaje, asegurando que nada se quede atrás.

**Beneficios de Rutinas Efectivas**

Las rutinas efectivas no solo aportan estructura a la vida diaria, sino que también ofrecen beneficios significativos para las mujeres con TDAH. Al proporcionar un marco organizado, las rutinas reducen el estrés y la ansiedad asociados con la falta de estructura. Además, contribuyen a un mejor manejo del tiempo y a un rendimiento más constante en diversas áreas. Al construir rutinas efectivas, las mujeres no solo están diseñando sus días, sino que están creando un marco para un viaje más equilibrado y satisfactorio.

# 3.3 Utilización de herramientas tecnológicas para la gestión del tiempo

**Comprendiendo la Importancia de las Herramientas Tecnológicas**

Las herramientas tecnológicas son como faros brillantes en el viaje diario. Para las mujeres con TDAH, estas herramientas pueden ser aliadas poderosas para enfrentar los desafíos asociados con la distracción y la falta de atención. Echemos un vistazo a cómo estas herramientas tecnológicas pueden ser integradas de manera efectiva para mejorar la gestión del tiempo.

**A) Calendarios Electrónicos: La Agenda Digital**

Los calendarios electrónicos son como agendas digitales que guían a través del tiempo. Estas herramientas permiten programar eventos, establecer recordatorios y visualizar el día de manera clara. Pueden sincronizarse con múltiples dispositivos, asegurando que la información esté siempre al alcance.

Es como tener un mapa interactivo del tiempo; las mujeres pueden planificar y anticipar eventos, facilitando la preparación y la organización.

### B) Aplicaciones de Lista de Tareas: Recordatorios en el Bolsillo

Las aplicaciones de lista de tareas son como recordatorios en el bolsillo. Permiten crear listas detalladas de tareas, asignar prioridades y marcar elementos a medida que se completan. Estas aplicaciones son versátiles y pueden adaptarse a diferentes estilos de organización.

Es como tener un asistente personal que mantiene un seguimiento constante de las tareas pendientes, asegurándose de que nada se quede en el olvido.

### C) Recordatorios Automáticos: Aliados en el Momento Oportuno

Los recordatorios automáticos son como amigos que te avisan en el momento oportuno. Pueden configurarse para recordar tareas específicas en momentos designados. Estos recordatorios pueden ser visuales, auditivos o incluso táctiles, adaptándose a las preferencias individuales.

Es como recibir pequeñas señales a lo largo del día; ayuda a mantenerse en camino y a recordar lo esencial.

### D) Aplicaciones de Organización Personal: Todo en un Solo Lugar

Las aplicaciones de organización personal son como cajas de herramientas virtuales. Pueden incluir funciones de calendario, lista de tareas, recordatorios y más. Estas aplicaciones integran diversas herramientas en un solo lugar, simplificando la gestión del tiempo.

Es como tener un centro de comando digital; todas las herramientas necesarias están al alcance, facilitando la organización.

### E) Temporizadores y Alarmas: Marcando el Ritmo

Los temporizadores y alarmas son como relojes de arena digitales. Pueden utilizarse para dividir el tiempo en intervalos específicos y marcar el ritmo de las actividades. Estas herramientas son particularmente útiles para evitar la procrastinación y mantener el enfoque.

Es como tener un compañero de entrenamiento que marca el inicio y el final de cada tarea, fomentando la disciplina.

### F) Aplicaciones de Seguimiento del Tiempo: Conociendo Dónde se Va el Tiempo

Las aplicaciones de seguimiento del tiempo son como espejos que reflejan cómo se utiliza cada minuto. Estas aplicaciones registran el tiempo dedicado a diferentes actividades, ofreciendo información valiosa sobre los patrones de uso del tiempo. Esto permite realizar ajustes para mejorar la eficiencia.

Es como llevar un registro detallado del viaje; proporciona una visión clara de cómo se distribuye el tiempo y dónde se pueden hacer mejoras.

**Cómo Integrar Sabiamente las Herramientas Tecnológicas**

La clave para aprovechar al máximo las herramientas tecnológicas es integrarlas de manera sabia en la rutina diaria. Aquí hay algunos consejos prácticos:

- Seleccionar Herramientas Adaptadas: Elija herramientas que se adapten a las preferencias y necesidades individuales. La personalización es clave para una integración exitosa.

- Establecer Recordatorios para Utilizar las Herramientas: Configurar recordatorios regulares para revisar las herramientas tecnológicas asegura que se utilicen de manera consistente.

- Aprender y Actualizarse: Dedique tiempo a aprender sobre las funciones y actualizaciones de las herramientas seleccionadas. Mantenerse actualizada maximiza el beneficio que pueden aportar.

- Experimentar con Diferentes Aplicaciones: No todas las aplicaciones son iguales. Experimentar con diferentes opciones permite encontrar aquellas que se ajustan mejor a las necesidades específicas.

- Integrar en la Rutina Diaria: Incorporar el uso de herramientas tecnológicas en la rutina diaria es esencial. Pueden convertirse en hábitos beneficiosos con el tiempo.

**Beneficios de la Utilización de Herramientas Tecnológicas para la Gestión del Tiempo**

La incorporación efectiva de herramientas tecnológicas en la gestión del tiempo ofrece beneficios significativos. Estas herramientas actúan como facilitadores, ayudando a superar los desafíos asociados con el TDAH. Al proporcionar recordatorios, organizar tareas y visualizar el tiempo, las mujeres pueden experimentar una mejora notable en la eficiencia y la sensación de control sobre sus días.

# Capítulo 4: Venciendo las Distracciones Cotidianas

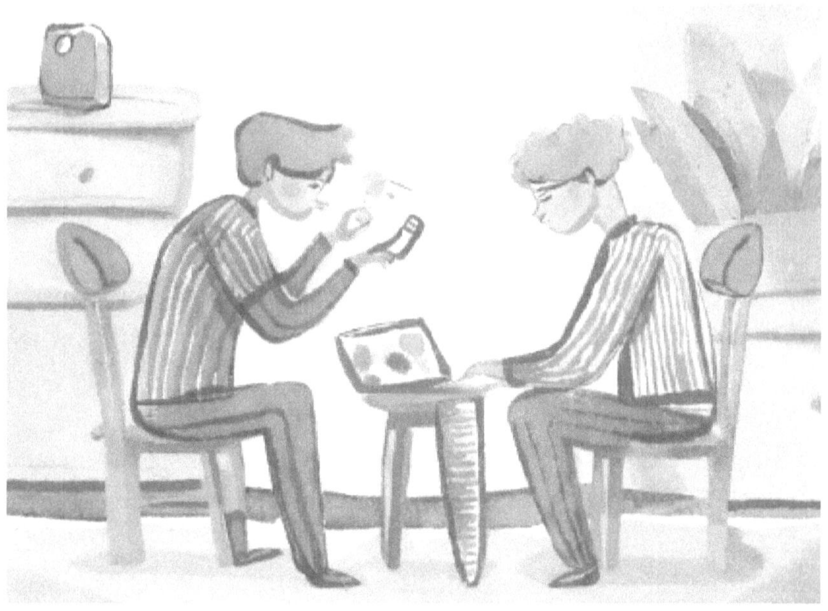

En nuestro recorrido por el camino del entendimiento y apoyo a las mujeres con Trastorno por Déficit de Atención e Hiperactividad (TDAH), nos enfrentamos a un desafío crucial: la identificación de distracciones comunes. Estas distracciones son como señales de tráfico en nuestro viaje diario, y reconocerlas es el primer paso para vencerlas. En este tramo, exploraremos las distracciones que a menudo entran en escena, desviándonos de nuestras metas y comprometiéndonos en la tarea de superarlas. Acompáñanos mientras descubrimos cómo identificar estas distracciones puede ser la clave para despejar el camino hacia una mayor concentración y éxito.

# 4.1 Identificación de distracciones comunes

**Entendiendo las Distracciones Cotidianas**

Las distracciones cotidianas son como intrusos inesperados en nuestro viaje. Pueden manifestarse de diversas maneras y en diferentes entornos, afectando la concentración y la productividad. Para las mujeres con TDAH, identificar estas distracciones comunes es esencial para poder abordarlas de manera efectiva. Veamos algunas de las distracciones que con frecuencia se presentan en la vida diaria:

**1. Dispositivos Electrónicos: Tentaciones Digitales**

Los dispositivos electrónicos son como faros intermitentes que capturan nuestra atención. Las notificaciones de mensajes, redes sociales y aplicaciones pueden convertirse en distracciones significativas. Para las mujeres con TDAH, estos dispositivos a menudo se convierten en fuentes de estimulación constante, dificultando la concentración en tareas importantes.

Identificar esta distracción implica reconocer cuándo y cómo los dispositivos electrónicos interrumpen la atención. Es como marcar las áreas donde los caminos digitales pueden desviarnos del rumbo.

**2. Ambientes Ruidosos: Sonidos Desconcertantes**

Ambientes ruidosos son como tormentas sonoras que pueden nublar la concentración. Las mujeres con TDAH pueden ser especialmente sensibles a los ruidos, lo que dificulta focalizarse en una tarea específica. Identificar esta distracción implica observar cómo diferentes entornos y sonidos afectan la capacidad de concentración.

Es como señalar los lugares en el camino donde el ruido puede volverse una barrera, impidiendo avanzar con claridad.

**3. Tareas Múltiples: Equilibrio Inestable**

Realizar múltiples tareas a la vez es como caminar por un sendero estrecho. Para algunas mujeres con TDAH, la habilidad para realizar varias actividades simultáneamente puede ser tentadora, pero también puede llevar a una dispersión de la atención. Identificar esta distracción implica reconocer cuándo la realización de tareas múltiples afecta la calidad del trabajo.

**4. Falta de Estructura: Caminos sin Señalización**

La falta de estructura en las tareas diarias es como navegar por caminos sin señalización. Las mujeres con TDAH a menudo encuentran desafíos cuando las tareas carecen de un marco claro. Identificar esta distracción implica observar cómo la falta de estructura afecta la capacidad de organización y concentración.

Sería como señalar los tramos del camino donde la ausencia de señales dificulta la navegación y planificación.

**5. Pensamientos Divagantes: Senderos Mentales**

Los pensamientos divagantes son como senderos que nos llevan lejos de la tarea en curso. Para algunas mujeres con TDAH, la mente puede vagar fácilmente, saltando de un pensamiento a otro. Identificar esta distracción implica ser consciente de cuándo la mente se aleja de la tarea principal.

**Cómo Identificar y Abordar Distracciones Comunes**

La identificación de distracciones comunes es el primer paso para superarlas. Aquí hay algunos consejos prácticos:

- **Autoobservación:** Tomarse el tiempo para observar y reflexionar sobre los momentos en que la concentración se ve afectada. Esto puede realizarse a través de la llevanza de un diario o registro.

- **Solicitar Retroalimentación:** Pedir a amigos, familiares o colegas que proporcionen retroalimentación sobre patrones observados. A menudo, los demás pueden identificar distracciones que pueden pasar desapercibidas.

- **Pruebas y Experimentación:** Realizar pequeñas pruebas y experimentos para identificar qué entornos, métodos o condiciones favorecen la concentración. Aprender qué funciona mejor es esencial.

- **Establecer Estrategias de Abordaje:** Una vez identificadas las distracciones, desarrollar estrategias específicas para abordarlas. Esto puede incluir la creación de entornos más silenciosos, establecer límites de tiempo para el uso de dispositivos electrónicos y desglosar tareas en pasos más manejables.

- **Establecer Rutinas Claras:** La creación de rutinas estructuradas puede ayudar a minimizar distracciones. Esto incluye asignar momentos específicos para el trabajo, descanso y actividades recreativas.

**Beneficios de Identificar Distracciones Comunes**

Identificar distracciones comunes ofrece beneficios significativos para las mujeres con TDAH. Al reconocer los obstáculos específicos que impactan la concentración, se abre la puerta para implementar estrategias personalizadas. Estos enfoques no solo ayudan a superar las distracciones, sino que también fomentan una mayor eficiencia y bienestar en la vida diaria.

# 4.2 Técnicas para mantener el enfoque

**Entendiendo la Importancia del Mantenimiento del Enfoque**

Mantener el enfoque es como navegar por un sendero estrecho; requiere atención constante y estrategias específicas. Para las mujeres con TDAH, estas técnicas son clave para contrarrestar las distracciones y avanzar hacia sus metas. Veamos algunas técnicas efectivas para mantener el enfoque:

**Segmentación de Tareas: Dividir para Conquistar**

La segmentación de tareas es como dividir el camino en tramos manejables. En lugar de abordar una tarea completa de una vez, dividirla en partes más pequeñas facilita la concentración. Las mujeres con TDAH pueden abordar cada segmento con mayor atención, evitando la sensación abrumadora que a menudo acompaña a tareas extensas.

**Técnicas Pomodoro: Enfocar en Bloques de Tiempo**

La técnica Pomodoro es como establecer estaciones de descanso en el camino. Consiste en trabajar en bloques de tiempo específicos, generalmente 25 minutos, seguidos de un breve descanso. Esto ayuda a mantener la concentración al proporcionar períodos definidos de enfoque intenso, seguidos de momentos de recuperación.

**Visualización de Metas: Imágenes en el Horizonte**

La visualización de metas es como tener imágenes claras de la meta final en mente. Las mujeres con TDAH pueden beneficiarse al visualizar el resultado deseado antes de comenzar una tarea. Esto no solo proporciona motivación, sino que también ayuda a mantener el enfoque en el propósito de la actividad.

**Ejercicio Regular: Energía Renovada en el Camino**

El ejercicio regular es como recargar combustible en una estación de servicio. La actividad física no solo mejora la salud en general, sino que también aumenta los niveles de energía y mejora la concentración. Las mujeres con TDAH pueden incorporar pequeñas pausas de ejercicio durante el día para mantenerse alerta y enfocadas.

### Establecer Prioridades: Señalización Clara en el Camino

Establecer prioridades es como señalizar claramente el camino. Al identificar las tareas más importantes y urgentes, las mujeres con TDAH pueden dirigir su atención hacia lo que realmente importa. Esto evita la dispersión de la energía en tareas menos significativas.

### Descansos Estratégicos: Áreas de Descanso en el Viaje

Los descansos estratégicos son como áreas de descanso planificadas en el viaje. Hacer pausas breves entre tareas permite a las mujeres con TDAH recuperar energías y mantener la frescura mental. Estos descansos evitan la fatiga y contribuyen a un rendimiento más sostenible.

### Cómo Integrar Estas Técnicas en la Vida Diaria

La clave para aprovechar al máximo estas técnicas es integrarlas de manera consciente en la vida diaria. Aquí hay algunos consejos prácticos:

- **Crear Rutinas Personalizadas:** Incorporar estas técnicas en la rutina diaria de manera consistente. Pueden ser parte de la mañana, la tarde o la noche, según lo que funcione mejor.

- **Adaptar según las Preferencias Personales:** Personalizar las técnicas según las preferencias individuales. Lo que funciona para una persona puede no ser tan efectivo para otra, por lo que es importante ajustarlas según las necesidades y estilos personales.

- **Probar y Ajustar:** Experimentar con diferentes combinaciones y duraciones de técnicas. No hay un enfoque único, y ajustar las técnicas según la respuesta personal es esencial.

- **Incorporar de Manera Gradual:** Introducir estas técnicas gradualmente en la rutina diaria. Cambios bruscos pueden ser abrumadores, pero al incorporar las técnicas de manera gradual, se facilita la adaptación.

- **Mantener Consistencia:** La consistencia es clave. Establecer hábitos sólidos requiere tiempo y práctica constante.

### Beneficios de las Técnicas para Mantener el Enfoque

Integrar estas técnicas en la vida diaria ofrece beneficios significativos. Al mantener el enfoque, las mujeres con TDAH pueden experimentar una mejora en la eficiencia, la calidad del trabajo y el bienestar general. Estas técnicas no solo actúan como herramientas momentáneas, sino que se convierten en aliadas constantes en el camino hacia el éxito y la concentración renovada.

# 4.3 Creación de entornos propicios para la concentración

**Entendiendo la Influencia del Entorno en la Concentración**

El entorno es como el telón de fondo de nuestra vida diaria, y su impacto en la concentración no debe subestimarse. Para las mujeres con TDAH, ciertos aspectos del entorno pueden convertirse en distracciones significativas o en facilitadores que promueven la atención. Veamos cómo la configuración adecuada del entorno puede marcar la diferencia:

**1. Espacios Ordenados: Claridad en el Horizonte**

Un espacio ordenado es como un camino despejado que permite avanzar sin obstáculos. Para las mujeres con TDAH, mantener un entorno organizado y libre de desorden reduce la posibilidad de distracciones visuales y facilita la concentración en la tarea en curso.

**2. Iluminación Adecuada: Luces que Guían**

La iluminación adecuada es como tener faros que guían el camino. Un entorno bien iluminado contribuye a mantener la atención y reduce la fatiga visual. Las mujeres con TDAH pueden beneficiarse de una iluminación equilibrada que evite sombras molestas y cree un ambiente cómodo.

**3. Minimizar Ruidos Distraídos: Calma en el Camino**

Reducir ruidos distraídos es como silenciar el bullicio en el camino. Para las mujeres con TDAH, los sonidos innecesarios pueden ser fuentes significativas de distracción. Configurar un entorno tranquilo, ya sea mediante el uso de tapones para los oídos o la selección de espacios más silenciosos, ayuda a mantener la concentración.

**4. Personalización del Espacio: Marcas Individuales en el Camino**

La personalización del espacio es como dejar marcas individuales en el camino. Para las mujeres con TDAH, tener un espacio que refleje sus gustos y necesidades personales puede mejorar la conexión con la tarea. Decorar el entorno con elementos significativos crea un ambiente acogedor y agradable.

## 5. Eliminar Distracciones Electrónicas: Desconectar para Conectar

Eliminar distracciones electrónicas es como apagar las luces intermitentes en el camino. Los dispositivos electrónicos, como teléfonos y computadoras, pueden ser grandes distracciones. Establecer momentos específicos para su uso y crear zonas libres de electrónicos durante ciertos períodos ayuda a mantener la concentración.

## 6. Establecer Zonas de Trabajo Designadas: Áreas de Enfoque

Establecer zonas de trabajo designadas es como señalar áreas específicas del camino para la concentración. Las mujeres con TDAH pueden beneficiarse al asignar espacios específicos para actividades particulares. Esto crea asociaciones mentales que indican que ese lugar está reservado para tareas que requieren atención.

### Cómo Configurar Entornos Propicios para la Concentración

Configurar entornos propicios para la concentración implica una consideración consciente de los elementos que impactan la atención. Aquí hay algunos consejos prácticos:

- Observación Personalizada: Observar cómo diferentes aspectos del entorno afectan la concentración personal. Cada persona puede tener preferencias específicas, y la observación personalizada es clave para adaptar el entorno de manera efectiva.

- Experimentar con Ajustes: Realizar ajustes graduales en el entorno y observar cómo afectan la concentración. Experimentar con diferentes configuraciones permite identificar lo que funciona mejor.

- Solicitar Retroalimentación: Pedir a amigos, familiares o colegas que proporcionen retroalimentación sobre el impacto del entorno en la concentración. A veces, las observaciones externas pueden ser esclarecedoras.

- Crear Rutinas de Configuración: Establecer rutinas para configurar el entorno antes de realizar tareas que requieran concentración. La consistencia en la configuración contribuye a crear hábitos que promueven la atención.

- Adaptar a Cambios de Tareas: Ajustar el entorno según las necesidades específicas de diferentes tareas. Lo que funciona para la lectura puede no ser lo más adecuado para la escritura, por ejemplo.

**Beneficios de la Creación de Entornos Propicios para la Concentración**

La creación de entornos propicios para la concentración ofrece beneficios significativos para las mujeres con TDAH. Al eliminar distracciones y configurar espacios que fomentan la atención, se crea un escenario ideal para el rendimiento óptimo. Estos entornos no solo actúan como telones de fondo, sino que se convierten en aliados constantes en la travesía hacia el éxito y la concentración renovada.

# Capítulo 5: Relaciones Personales y Sociales

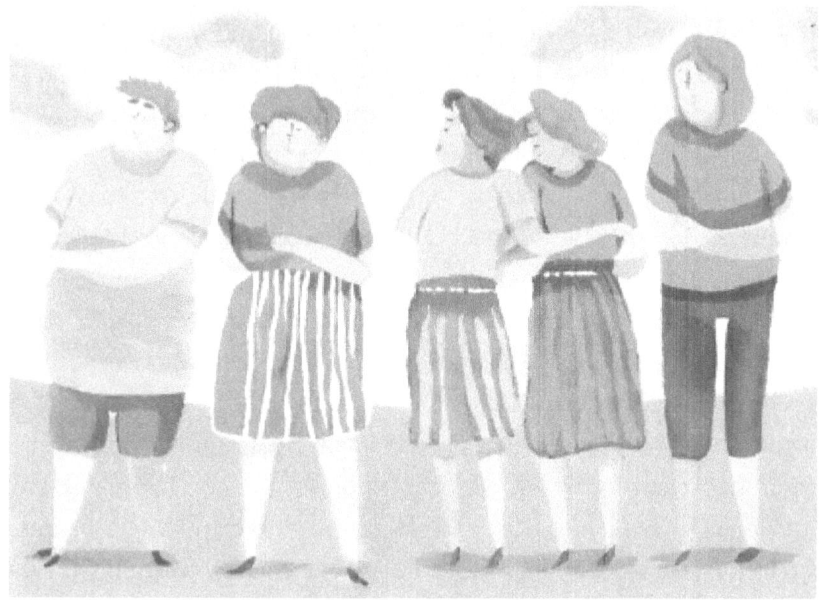

En el tejido complejo de la vida, las relaciones personales y sociales representan un elemento fundamental. Para las mujeres con Trastorno por Déficit de Atención e Hiperactividad (TDAH), estas conexiones pueden presentar desafíos únicos y oportunidades significativas. En este tramo del viaje, nos sumergiremos en el impacto del TDAH en las relaciones, explorando cómo esta condición puede influir en la dinámica interpersonal y ofreciendo estrategias para fortalecer los lazos afectivos. Acompáñanos mientras desentrañamos la complejidad de las relaciones y descubrimos caminos hacia una conexión más profunda y enriquecedora.

## 5.1 Impacto del TDAH en las relaciones

### Entendiendo el TDAH y sus Efectos en las Relaciones

El TDAH es como una melodía única que resuena en la sinfonía de la vida. Sin embargo, esta melodía a veces puede crear variaciones inesperadas en la dinámica de las relaciones. Veamos algunos aspectos clave del impacto del TDAH en las conexiones personales:

**A) Desafíos de Atención y Escucha: La Sinfonía Interrumpida**

La atención dispersa y la dificultad para escuchar pueden ser como notas discordantes en la comunicación. Para las mujeres con TDAH, la capacidad de prestar atención sostenida a menudo se ve desafiada, lo que puede dar lugar a malentendidos y falta de conexión emocional en las relaciones. Es como si la sinfonía de la comunicación se viera interrumpida por pausas inesperadas.

**B) Impulsividad en las Decisiones: Acordes Inesperados**

La impulsividad en la toma de decisiones puede ser como acordes inesperados en la armonía de una relación. Las mujeres con TDAH pueden enfrentar desafíos para reflexionar de manera pausada antes de tomar decisiones, lo que puede afectar la estabilidad y la confianza en las relaciones. Es como si la melodía tomara direcciones inesperadas, creando tensiones en la armonía.

**C) Gestión del Tiempo: Ritmo Desigual**

La gestión del tiempo irregular puede ser como un ritmo desigual en la danza de la vida. Las mujeres con TDAH a menudo luchan con la organización y el seguimiento de plazos, lo que puede afectar las expectativas y la planificación en las relaciones. Es como si el ritmo de la vida variara, creando desafíos para mantener la sincronización.

**D) Cambios de Humor: Matices Emocionales**

Los cambios de humor pueden ser como matices emocionales en la partitura de la relación. Las mujeres con TDAH pueden experimentar fluctuaciones emocionales que pueden afectar la dinámica interpersonal. Es como si la paleta emocional se expandiera, creando colores vibrantes pero a veces impredecibles.

**E) Hiperfoco: Profundidad Selectiva**

El hiperfoco puede ser como una inmersión profunda en una nota específica de la relación. Aunque puede haber una capacidad única para concentrarse intensamente en ciertos aspectos, esto a veces puede llevar a la falta de atención en otros elementos importantes. Es como si se destacara una nota específica, pero otras quedaran en segundo plano.

**<u>Estrategias para Fortalecer las Relaciones con TDAH</u>**

A pesar de los desafíos, las mujeres con TDAH pueden cultivar relaciones sólidas y enriquecedoras. Aquí hay algunas estrategias para fortalecer las conexiones personales:

**1. Comunicación Abierta y Transparente: Armonizando las Notas**

Fomentar la comunicación abierta y transparente es como armonizar las notas de la relación. Establecer un espacio donde ambas partes se sientan cómodas expresando sus pensamientos y sentimientos contribuye a una comprensión mutua y a la resolución de conflictos. Es como afinar las notas para crear una melodía más armoniosa.

**2. Establecer Expectativas Claras: Definiendo el Compás**

Establecer expectativas claras es como definir el compás de la relación. Tener conversaciones abiertas sobre necesidades, límites y metas ayuda a crear un marco compartido. Es como acordar el ritmo que mejor se adapta a ambos en la danza de la conexión.

**3. Desarrollar Rutinas Conjuntas: Siguiendo la Partitura**

Desarrollar rutinas conjuntas es como seguir la partitura de la relación. La creación de estructuras y hábitos compartidos proporciona estabilidad y predictibilidad en la dinámica diaria. Es como coordinar los movimientos para mantener la sincronización en el baile de la vida.

**4. Practicar la Empatía: Sintiendo las Vibraciones Emocionales**

Practicar la empatía es como sentir las vibraciones emocionales de la relación. Ponerse en el lugar del otro, comprender sus perspectivas y validar sus emociones contribuye a la conexión emocional. Es como sintonizar las emociones para crear una resonancia más profunda.

**5. Aprovechar el Hiperfoco Positivo: Destacando las Notas Especiales**

Aprovechar el hiperfoco positivo es como destacar las notas especiales de la relación. Identificar las áreas de interés compartido y permitir que el hiperfoco se dirija hacia aspectos positivos fortalece la conexión. Es como dirigir la atención hacia las notas que enriquecen la melodía.

**<u>Beneficios de Abordar el Impacto del TDAH en las Relaciones</u>**

Al abordar el impacto del TDAH en las relaciones, las mujeres pueden experimentar beneficios significativos. La comprensión mutua, la adaptación estratégica y la construcción de conexiones más sólidas contribuyen a relaciones más saludables y satisfactorias. Estos esfuerzos no solo mejoran la dinámica interpersonal, sino que también enriquecen la calidad de vida en general.

# 5.2 Comunicación efectiva con amigos y familiares

**Importancia de la Comunicación Efectiva**

La comunicación efectiva es como un lenguaje compartido que permite a las relaciones florecer. Para las mujeres con TDAH, que pueden enfrentar desafíos específicos en la comunicación, comprender la importancia de transmitir pensamientos y emociones de manera clara es fundamental. Veamos algunos aspectos clave:

**<u>Construir Entendimiento Mutuo: El Arte de Conectar</u>**

La comunicación efectiva es como un puente que conecta dos orillas. Permite construir un entendimiento mutuo, donde las palabras no solo transmiten información, sino que también crean conexiones emocionales. Para las mujeres con TDAH, expresar pensamientos y sentimientos de manera clara contribuye a una comprensión más profunda en las relaciones.

**<u>Resolver Conflictos de Manera Constructiva: Desarmar las Barreras</u>**

La comunicación efectiva es como una herramienta que desarma barreras. En momentos de conflicto, la habilidad para expresar preocupaciones, escuchar activamente y buscar soluciones juntas contribuye a resolver desafíos de manera constructiva. Para las mujeres con TDAH, abordar conflictos con una comunicación abierta puede ser clave para mantener relaciones saludables.

**<u>Fortalecer Lazos Emocionales: Tejer la Tela de la Conexión</u>**

La comunicación efectiva es como un hilo que teje la tela de la conexión emocional. Al expresar emociones de manera auténtica y receptiva, se fortalecen los lazos afectivos. Para las mujeres con TDAH, que pueden experimentar cambios emocionales, comunicarse abierta y honestamente sobre sus sentimientos contribuye a una conexión más profunda.

**<u>Compartir Metas y Expectativas: Navegar Juntas hacia un Horizonte Común</u>**

La comunicación efectiva es como un mapa que guía hacia metas comunes. Compartir metas y expectativas, discutir planes y alinear visiones contribuye a la armonía en las relaciones. Para las mujeres con TDAH, clarificar expectativas mediante una comunicación abierta evita malentendidos y promueve una navegación conjunta hacia el futuro.

**<u>Estrategias para Mejorar la Comunicación con TDAH</u>**

Entender la importancia de la comunicación efectiva es el primer paso, pero también es esencial contar con estrategias prácticas para implementar en la vida cotidiana. Aquí hay algunas sugerencias:

### 1. Practicar la Escucha Activa: Afinar los Oídos y el Corazón

La escucha activa es como afinar los oídos y el corazón. Implica prestar atención completa a la persona que está hablando, haciendo preguntas para aclarar y mostrando empatía. Para las mujeres con TDAH, practicar la escucha activa mejora la comprensión mutua y fortalece las conexiones.

### 2. Utilizar la Comunicación No Verbal: Expresar sin Palabras

La comunicación no verbal es como un lenguaje silencioso que complementa las palabras. Gestos, expresiones faciales y posturas pueden agregar profundidad a la comunicación. Para las mujeres con TDAH, utilizar la comunicación no verbal ayuda a transmitir emociones de manera más completa.

### 3. Establecer Tiempos de Conversación: Construir Espacios Dedicados

Establecer tiempos específicos para conversar es como construir espacios dedicados para la comunicación. Puede ser beneficioso programar momentos para discutir temas importantes, evitando distracciones y permitiendo un enfoque total en la conversación. Para las mujeres con TDAH, esto facilita la concentración y la expresión clara.

### 4. Utilizar Herramientas de Comunicación: Escribir, Dibujar, Registrar

Las herramientas de comunicación son como extensiones del lenguaje. Escribir, dibujar o llevar un registro visual de ideas y sentimientos puede ser útil para expresar pensamientos de manera más efectiva. Para las mujeres con TDAH, estas herramientas ofrecen una forma alternativa de comunicarse.

### 5. Establecer Expectativas Claras: Alinear los Mapas Personales

Establecer expectativas claras es como alinear los mapas personales. Hablar abiertamente sobre las expectativas y metas en la relación ayuda a evitar malentendidos. Para las mujeres con TDAH, esto crea un terreno compartido donde ambas partes comprenden el rumbo de la conexión.

### Beneficios de una Comunicación Efectiva en Relaciones con TDAH

Mejorar la comunicación en relaciones con TDAH aporta beneficios significativos. Desde una comprensión mutua más profunda hasta la resolución constructiva de conflictos, una comunicación efectiva contribuye a relaciones más sólidas y satisfactorias. Las mujeres con TDAH pueden experimentar una conexión más auténtica y enriquecedora al implementar estrategias que fortalezcan su capacidad de expresarse y comprender a los demás.

# 5.3 Construcción de relaciones saludables

### Entendiendo la Construcción de Relaciones Saludables

La construcción de relaciones saludables es como la artesanía de crear puentes sólidos entre las personas. Para las mujeres con TDAH, que pueden enfrentar desafíos únicos en este proceso, entender algunos principios fundamentales puede ser clave:

### A) Fundamentos de Confianza: La Base Sólida de las Relaciones

La confianza es como el cimiento sólido de un edificio. Construir relaciones saludables implica establecer una base de confianza mutua. Para las mujeres con TDAH, ser honestas, cumplir con compromisos y comunicarse abiertamente contribuye a la construcción de esta base sólida.

### B) Comunicación Abierta: El Puente de la Comprensión

La comunicación abierta es como el puente que conecta dos orillas. En la construcción de relaciones saludables, expresar pensamientos y sentimientos de manera clara y receptiva es fundamental. Para las mujeres con TDAH, practicar la comunicación abierta establece un canal para la comprensión mutua.

### C) Respeto Mutuo: Pilares de Apoyo Recíproco

El respeto mutuo es como los pilares que sostienen una estructura. En relaciones saludables, reconocer y valorar las diferencias individuales crea una base sólida. Para las mujeres con TDAH, comprender y respetar las necesidades y perspectivas de los demás es esencial.

### D) Adaptabilidad: La Flexibilidad en la Construcción

La adaptabilidad es como la flexibilidad en la construcción. Las relaciones saludables requieren la capacidad de adaptarse a cambios y desafíos. Para las mujeres con TDAH, estar abiertas a ajustes y ser flexibles en la dinámica relacional contribuye a la solidez de la conexión.

### E) Apoyo Emocional: La Estructura de Sostenimiento

El apoyo emocional es como la estructura de sostenimiento. En relaciones saludables, brindar y recibir apoyo emocional fortalece la conexión. Para las mujeres con TDAH, reconocer y expresar emociones, así como ofrecer apoyo a sus seres queridos, contribuye a la solidez de la relación.

**Estrategias para la Construcción de Relaciones Saludables con TDAH**

La construcción de relaciones saludables con TDAH implica estrategias específicas que se alinean con las características y desafíos de esta condición. Aquí hay algunas sugerencias prácticas:

### 1. Establecer Expectativas Claras

Establecer expectativas claras es como construir el marco compartido de la relación. Tener conversaciones abiertas sobre metas, límites y necesidades ayuda a evitar malentendidos. Para las mujeres con TDAH, esta claridad contribuye a la construcción de una relación sólida y comprensiva.

### 2. Practicar la Empatía

Practicar la empatía es como reconocer y validar las emociones del otro. Ponerse en el lugar del ser querido, comprender sus perspectivas y ofrecer apoyo emocional contribuye a la construcción de una conexión más profunda. Para las mujeres con TDAH, la empatía es una herramienta valiosa para fortalecer la relación.

### 3. Desarrollar Hábitos Positivos

Desarrollar hábitos positivos es como sembrar semillas de bienestar en la relación. Cultivar la gratitud, la apreciación y la comunicación positiva contribuye a un ambiente relacional saludable. Para las mujeres con TDAH, incorporar hábitos positivos fortalece la conexión emocional.

### 4. Establecer Rutinas Conjuntas

Establecer rutinas conjuntas es como construir puentes de rutina en la relación. La creación de hábitos compartidos proporciona estabilidad y predictibilidad. Para las mujeres con TDAH, las rutinas ofrecen una estructura que contribuye a la solidez relacional.

### 5. Buscar Apoyo Externo

Buscar apoyo externo es como reforzar los cimientos de la relación. Participar en terapia de pareja o buscar asesoramiento puede ser beneficioso para abordar desafíos específicos. Para las mujeres con TDAH, el apoyo externo ofrece herramientas y estrategias adicionales para la construcción relacional.

**Beneficios de Construir Relaciones Saludables con TDAH**

La construcción de relaciones saludables con TDAH no solo fortalece las conexiones personales, sino que también aporta beneficios significativos:

- **Bienestar Emocional:** Relaciones sólidas contribuyen al bienestar emocional tanto de las mujeres con TDAH como de sus seres queridos.

- **Resiliencia en Desafíos:** La solidez relacional proporciona una base para enfrentar desafíos y superar obstáculos de manera conjunta.
- **Crecimiento Personal:** Las relaciones saludables actúan como espacios de apoyo para el crecimiento personal y el desarrollo individual.
- **Fomento de la Autenticidad:** Una relación sólida permite a las mujeres con TDAH ser auténticas y sentirse aceptadas por quienes son.
- **Conexiones Significativas:** La construcción de relaciones saludables ofrece conexiones más profundas y significativas en la travesía de la vida.

# Capítulo 6: Manejo Emocional en Mujeres con TDAH

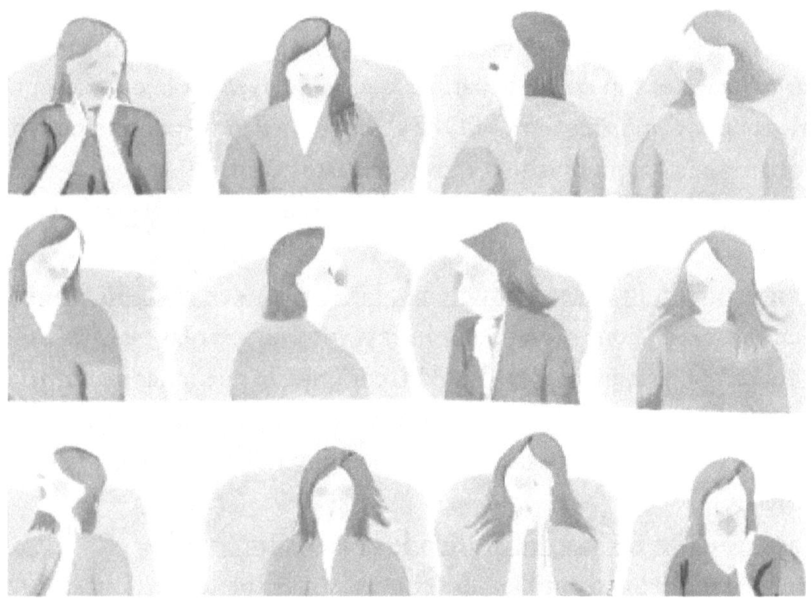

En el vasto universo de nuestras experiencias, las emociones son como estrellas que iluminan el cielo de nuestra existencia. Para las mujeres con Trastorno por Déficit de Atención e Hiperactividad (TDAH), entender y reconocer estas emociones puede ser un viaje fascinante y a veces desafiante. En este tramo del camino, nos sumergiremos en el "Reconocimiento de Emociones", explorando cómo las mujeres con TDAH pueden navegar las aguas cambiantes de sus sentimientos con comprensión y autenticidad. Acompáñanos mientras desentrañamos estrategias que les permitirán reconocer y abrazar las emociones como parte integral de su viaje.

# 6.1 Reconocimiento de emociones

**El Mar de las Emociones: Navegando las Aguas Cambiantes**

Imaginemos nuestras emociones como las olas en un mar inmenso y siempre cambiante. Para las mujeres con TDAH, este mar puede presentar aguas turbulentas, donde las emociones pueden ser intensas y, a veces, difíciles de comprender. Reconocer estas emociones es como aprender a navegar, permitiendo una travesía más segura y enriquecedora. Veamos algunos aspectos clave del reconocimiento de emociones:

### La Danza de las Emociones: Reconociendo los Movimientos

Las emociones son como bailarinas que se mueven en la escena de nuestra mente. Para las mujeres con TDAH, que pueden experimentar cambios emocionales más pronunciados, reconocer estos movimientos es esencial. Es como observar la danza de las emociones y entender los giros y giros que forman parte de la experiencia humana.

### Identificación Precisa: Etiquetando las Estrellas en el Cielo Emocional

Identificar emociones con precisión es como etiquetar las estrellas en el cielo emocional. Para las mujeres con TDAH, cuya mente puede ser un torbellino de pensamientos, poner nombres a las emociones proporciona claridad. Es como señalar las estrellas en la oscuridad y comprender la riqueza de matices emocionales.

### Conexión con el Cuerpo: Sintiendo las Olas Internas

Las emociones están entrelazadas con nuestras experiencias físicas. Conectar con el cuerpo es como sentir las olas internas de emociones. Para las mujeres con TDAH, cuyas emociones pueden manifestarse de manera intensa, estar conscientes de las sensaciones físicas proporciona una vía para entender y gestionar estas experiencias emocionales.

### Autoaceptación: Abrazando el Espectro Emocional

El espectro emocional es amplio y diverso. La autoaceptación es como abrazar todo el arco iris de emociones. Para las mujeres con TDAH, reconocer que todas las emociones son válidas y parte de la experiencia humana permite una relación más saludable con su mundo emocional. Es como aceptar todas las estrellas en el cielo, sin juzgar su brillo o intensidad.

**Estrategias para el Reconocimiento de Emociones en Mujeres con TDAH**

Reconocer las emociones es un proceso continuo que implica práctica y autenticidad. Aquí hay algunas estrategias prácticas:

## 1. Llevar un Diario Emocional

Llevar un diario emocional es como trazar el mapa de las emociones. Registrar los sentimientos diarios proporciona una visión clara de los patrones emocionales. Para las mujeres con TDAH, esto ofrece una herramienta valiosa para comprender y anticipar sus respuestas emocionales.

## 2. Práctica de Mindfulness

La práctica de mindfulness es como anclarse en el momento presente. Para las mujeres con TDAH, que pueden sentirse abrumadas por pensamientos y emociones, el mindfulness ofrece una manera de centrarse en el ahora y reconocer las emociones sin juicio.

## 3. Uso de Metáforas Visuales

Las metáforas visuales son como pintar el paisaje emocional. Crear imágenes visuales que representen las emociones ayuda a dar forma y comprender los sentimientos internos. Para las mujeres con TDAH, esto ofrece una forma concreta de explorar su mundo emocional.

## 4. Conversaciones Abiertas

Las conversaciones abiertas son como compartir el viaje emocional con otros. Hablar sobre emociones con amigos cercanos o seres queridos proporciona perspectivas externas y apoyo emocional. Para las mujeres con TDAH, esto fortalece la conexión emocional y fomenta la comprensión mutua.

## 5. Integrar Prácticas de Autocuidado

Integrar prácticas de autocuidado es como nutrir el jardín interno de las emociones. Enfocarse en actividades que promueven el bienestar emocional, como el ejercicio, la meditación o el tiempo al aire libre, contribuye a un manejo emocional más equilibrado. Para las mujeres con TDAH, estas prácticas ofrecen herramientas esenciales para cultivar su bienestar emocional.

## Beneficios del Reconocimiento de Emociones en Mujeres con TDAH

El reconocimiento de emociones no solo enriquece la comprensión personal, sino que también aporta beneficios significativos:

- Mayor Autoconciencia: Reconocer las emociones aumenta la autoconciencia, permitiendo a las mujeres con TDAH comprenderse mejor a sí mismas.

- Mejor Toma de Decisiones: La identificación precisa de emociones facilita la toma de decisiones informadas, contribuyendo a un manejo emocional más efectivo.
- Fortalecimiento de Relaciones: La expresión abierta de emociones fortalece las conexiones emocionales con otros, fomentando relaciones más saludables.
- Reducción del Estrés: Comprender y reconocer las emociones contribuye a la reducción del estrés al permitir una respuesta emocional más equilibrada.
- Promoción del Bienestar Mental: El reconocimiento de emociones es una herramienta vital para promover el bienestar mental y emocional en el día a día.

# 6.2 Estrategias para regular emociones

**<u>Entendiendo la Regulación Emocional</u>**

La regulación emocional es como ajustar el volumen en una orquesta para lograr armonía. Para las mujeres con TDAH, cuyas emociones pueden ser intensas y cambiantes, entender cómo regular estas respuestas emocionales es fundamental. Veamos algunas estrategias clave:

**1. Mindfulness Emocional: Anclándose en el Presente**

La práctica de mindfulness emocional es como anclarse en el presente. Implica prestar atención consciente a las emociones sin juzgarlas. Para las mujeres con TDAH, esto ofrece una herramienta valiosa para manejar las emociones de manera efectiva y reducir la reactividad emocional.

**2. Respiración Consciente: Calmando las Olas Emocionales**

La respiración consciente es como calmar las olas emocionales. Al enfocarse en la respiración, se puede reducir la intensidad emocional. Para las mujeres con TDAH, que pueden experimentar emociones de forma más intensa, la respiración consciente proporciona una pausa calmante.

**3. Identificación de Triggers Emocionales: Desarmar las Causas Subyacentes**

Identificar los desencadenantes emocionales es como desarmar las causas subyacentes de las respuestas emocionales. Para las mujeres con TDAH, comprender qué situaciones o eventos activan ciertas emociones es clave para abordarlas de manera efectiva.

**4. Prácticas de Autocuidado Regular: Nutriendo el Bienestar Emocional**

Integrar prácticas regulares de autocuidado es como nutrir el bienestar emocional. El ejercicio, la alimentación saludable y el descanso adecuado contribuyen a un equilibrio emocional duradero. Para las mujeres con TDAH, el autocuidado es esencial para mantenerse en sintonía con sus emociones.

**5. Expresión Creativa: Canalizando Emociones a través del Arte**

La expresión creativa es como canalizar emociones a través del arte. Pintar, escribir, o participar en otras formas de expresión creativa permite liberar y explorar emociones. Para las mujeres con TDAH, esto ofrece una vía para procesar y comprender sus sentimientos.

### Estrategias Prácticas para Regular Emociones en Mujeres con TDAH

La regulación emocional implica estrategias prácticas que se adapten a las necesidades individuales. Aquí presentamos algunas sugerencias:

**1. Desarrollar Rutinas Estables:** Creando Anclajes Emocionales. Desarrollar rutinas estables es como crear anclajes emocionales. Establecer una estructura diaria proporciona predictibilidad, ayudando a las mujeres con TDAH a sentirse más seguras y en control de sus emociones.

**2. Técnicas de Visualización:** Imaginar el Equilibrio Interior. Las técnicas de visualización son como imaginar el equilibrio interior. Visualizar un estado emocional equilibrado y positivo puede influir en las respuestas emocionales. Para las mujeres con TDAH, esto es una herramienta poderosa para redirigir las emociones.

**3. Establecer Límites Personales:** Protegiendo el Espacio Emocional. Establecer límites personales es como proteger el espacio emocional. Decidir cuándo decir no y establecer límites claros contribuye a una regulación emocional más efectiva. Para las mujeres con TDAH, esto evita la saturación emocional.

**4. Práctica de la Gratitud:** Cultivando Positividad Emocional. La práctica de la gratitud es como cultivar positividad emocional. Enfocarse en aspectos positivos de la vida ayuda a contrarrestar las emociones negativas. Para las mujeres con TDAH, la gratitud es una herramienta que promueve el bienestar emocional.

**5. Terapia Psicológica:** Explorando Estrategias Personalizadas. La terapia psicológica es como explorar estrategias personalizadas. Trabajar con un profesional puede proporcionar herramientas específicas para regular emociones y abordar desafíos emocionales únicos. Para las mujeres con TDAH, esto ofrece un espacio de apoyo y aprendizaje.

**<u>Beneficios de la Regulación Emocional en Mujeres con TDAH</u>**

La regulación emocional no solo contribuye al bienestar individual, sino que también aporta beneficios significativos:

- **Reducción del Estrés:** La regulación emocional reduce el estrés al ofrecer herramientas para manejar respuestas emocionales intensas.
- **Mejor Toma de Decisiones:** Manejar emociones permite una toma de decisiones más informada y equilibrada.
- **Fortalecimiento de Relaciones:** La regulación emocional contribuye a relaciones más saludables al evitar reacciones impulsivas.
- **Bienestar Mental:** La regulación emocional es esencial para el bienestar mental, permitiendo a las mujeres con TDAH enfrentar desafíos emocionales de manera efectiva.
- **Desarrollo de Resiliencia:** La capacidad de regular emociones fomenta la resiliencia, permitiendo superar adversidades con mayor fortaleza.

# 6.3 Impacto del TDAH en la salud mental y bienestar emocional

**Entendiendo el Terreno Emocional del TDAH**

El TDAH es como un paisaje emocional único, donde las montañas de distracción y las corrientes de hiperactividad pueden afectar el equilibrio interno. Veamos cómo este terreno específico puede influir en la salud mental y el bienestar emocional:

**A) Intensidad Emocional: Olas que Pueden Romper Fuerte**

Las mujeres con TDAH pueden experimentar una intensidad emocional única. Es como tener olas emocionales que pueden romper fuerte en la playa de sus vidas. Esta intensidad puede afectar la manera en que se procesan y gestionan las emociones, añadiendo desafíos al viaje emocional.

**B) Desafíos en la Atención y la Concentración: Navegando Corrientes Rápidas**

Las corrientes rápidas del TDAH pueden dificultar la atención y la concentración. Es como navegar aguas turbulentas donde mantener el rumbo emocional puede ser un desafío. La distracción constante puede impactar la capacidad para centrarse en las emociones y entenderlas plenamente.

El TDAH también puede influir en la autoestima y dar lugar a autocrítica. Es como caminar por senderos rocosos donde los pensamientos internos pueden ser más desafiantes. Las mujeres con TDAH pueden enfrentar momentos de duda y crítica interna que afectan su percepción de sí mismas.

**D) Estrategias de Afrontamiento: Construyendo Puentes Resilientes**

A pesar de los desafíos, es fundamental destacar que las mujeres con TDAH también desarrollan estrategias de afrontamiento únicas. Es como construir puentes resilientes sobre los ríos emocionales. Al comprender y abordar estos desafíos, las mujeres con TDAH pueden cultivar herramientas que fortalezcan su bienestar emocional.

**Impacto del TDAH en la Salud Mental y Bienestar Emocional**

**1. Ansiedad y Estrés.** El TDAH puede contribuir a niveles más altos de ansiedad y estrés. Las dificultades en la atención y la concentración pueden generar preocupaciones constantes, contribuyendo a la ansiedad. Es importante reconocer y abordar estos aspectos para reducir el impacto en la salud mental.

**2. Depresión y Desánimo.** La lucha constante con la atención y la gestión de tareas puede llevar a sentimientos de desánimo y, en algunos casos, depresión. Es como caminar por un sendero empinado donde el ánimo puede verse afectado. Identificar estos sentimientos y buscar apoyo es crucial para abordar la salud mental.

**3. Desafíos en las Relaciones Personales.** El TDAH puede impactar las relaciones personales. Las dificultades en la atención pueden afectar la comunicación y la conexión emocional. Navegar estas aguas requiere paciencia y comprensión por parte de quienes rodean a las mujeres con TDAH.

**4. Autoestima y Autoconcepto.** La autoestima y el autoconcepto pueden verse afectados por los desafíos asociados al TDAH. Es importante reconocer los logros y fortalezas personales, construyendo una imagen positiva de sí mismas. La autocompasión y la aceptación son herramientas poderosas en este proceso.

**Estrategias para Mejorar la Salud Mental y el Bienestar Emocional en Mujeres con TDAH**

- Terapia Psicológica: Explorando Estrategias Personalizadas. La terapia psicológica es como explorar estrategias personalizadas para abordar los desafíos específicos del TDAH. Trabajar con un profesional ofrece un espacio de apoyo y aprendizaje para manejar la ansiedad, la depresión y otros aspectos de la salud mental.

- Apoyo Social: Construyendo Redes de Respaldo. El apoyo social es como construir redes de respaldo sólidas. Mantener conexiones saludables con amigos y familiares ofrece un apoyo invaluable. La comunicación abierta sobre el TDAH y sus desafíos puede fortalecer estas relaciones.

- Prácticas de Autocuidado: Nutriendo el Bienestar General. Las prácticas de autocuidado son como nutrir el bienestar general. Incorporar actividades que promuevan el equilibrio emocional, como el ejercicio, la meditación y el tiempo al aire libre, contribuye al bienestar emocional.

- Educación y Concientización: Comprendiendo y Comunicando el TDAH. La educación y la concientización son como comprender y comunicar el TDAH. Informarse sobre la condición y compartir esta información con amigos, familiares y colegas ayuda a crear un ambiente de comprensión y apoyo.

**Beneficios de la Atención a la Salud Mental y el Bienestar Emocional en Mujeres con TDAH**

La atención a la salud mental y el bienestar emocional no solo mejora la calidad de vida de las mujeres con TDAH, sino que también aporta beneficios significativos:

- **Reducción del Estrés:** Abordar la salud mental reduce el estrés y contribuye a una respuesta emocional más equilibrada.
- **Mejora en las Relaciones Personales:** Trabajar en el bienestar emocional fortalece las relaciones personales al fomentar la comunicación y la comprensión mutua.

- **Desarrollo de Resiliencia:** Abordar los desafíos emocionales promueve la resiliencia, permitiendo enfrentar adversidades con mayor fortaleza.

- **Promoción del Autoconocimiento:** Atender la salud mental facilita el autoconocimiento, permitiendo a las mujeres con TDAH comprenderse mejor y desarrollar estrategias efectivas.

- **Contribución al Éxito Personal:** La atención a la salud mental y el bienestar emocional son pilares fundamentales para el éxito personal y el logro de metas a largo plazo.

# Capítulo 7: Control Financiero y TDAH

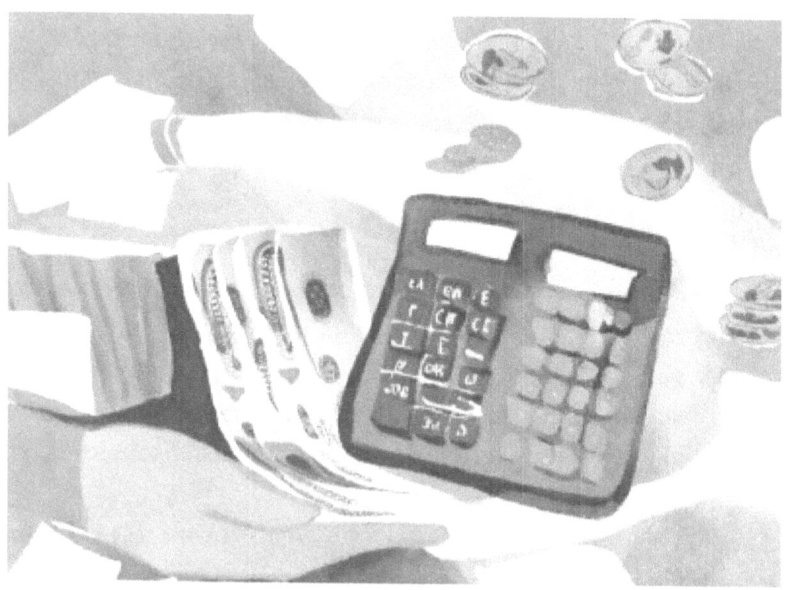

En el vasto terreno de la vida cotidiana, las finanzas son como un río que fluye a través de nuestros días, afectando cada aspecto de nuestra existencia. Para las mujeres con Trastorno por Déficit de Atención e Hiperactividad (TDAH), este río puede presentar desafíos únicos que afectan su capacidad para navegar las aguas financieras con fluidez. En este tramo del viaje, exploraremos los "Desafíos Financieros Asociados al TDAH", desentrañando las complejidades que surgen en la gestión del dinero y proporcionando estrategias prácticas para superar estos obstáculos.

## 7.1 Desafíos financieros asociados al TDAH

**1. Distracciones y Desorganización: Un Maremágnum de Facturas y Documentos**

La distracción y la desorganización, características centrales del TDAH, pueden convertir la gestión de facturas y documentos financieros en un maremágnum. Es como tratar de mantener el rumbo en un barco mientras las olas de papeles se acumulan. Este desafío puede llevar a pagos atrasados, olvidos financieros y frustración.

### 2. Impulsividad Financiera: Vientos Fuertes en las Decisiones de Gasto

La impulsividad, otra faceta del TDAH, puede manifestarse en decisiones financieras rápidas y a veces poco reflexivas. Es como navegar en aguas donde los vientos de la impulsividad pueden cambiar la dirección del barco financiero sin previo aviso. Esta tendencia puede contribuir a gastos innecesarios y a la falta de planificación a largo plazo.

### 3. Dificultades en la Planificación a Largo Plazo: Navegando sin un Rumbo Claro

La dificultad en la planificación a largo plazo es como navegar sin un rumbo claro. Para las mujeres con TDAH, la visión a largo plazo puede oscurecerse por los desafíos en la atención sostenida. Esto puede afectar la capacidad para establecer metas financieras a largo plazo y ahorrar para el futuro.

### 4. Estrés Financiero y Ansiedad: Tormentas Emocionales en el Horizonte Financiero

El estrés financiero y la ansiedad pueden ser como tormentas emocionales en el horizonte financiero. Las preocupaciones constantes sobre el dinero pueden aumentar la carga emocional, afectando la salud mental y emocional. Para las mujeres con TDAH, estas tormentas pueden ser especialmente desafiantes de manejar.

### Estrategias Prácticas para Superar Desafíos Financieros con TDAH

### A) Establecer Rutinas Financieras: Anclajes en un Mar de Desafíos

Establecer rutinas financieras es como crear anclajes en un mar de desafíos. Programar momentos específicos para revisar facturas, realizar presupuestos y organizar documentos ayuda a mantener la estabilidad financiera. Para las mujeres con TDAH, estas rutinas actúan como puntos de referencia en medio de distracciones.

### B) Uso de Herramientas Tecnológicas: Brújulas Digitales en el Mundo Financiero

El uso de herramientas tecnológicas es como tener brújulas digitales en el mundo financiero. Aplicaciones y programas diseñados para la gestión financiera pueden ser aliados valiosos para las mujeres con TDAH. Automatizar pagos y establecer recordatorios ayuda a evitar olvidos y retrasos.

**C) Establecer Metas Financieras Realistas: Navegar hacia Horizontes Alcanzables**

Establecer metas financieras realistas es como navegar hacia horizontes alcanzables. Para las mujeres con TDAH, es crucial definir metas que sean específicas y alcanzables. Esto facilita la planificación a corto y largo plazo, reduciendo la ansiedad asociada con la incertidumbre financiera.

**D) Consultar con Profesionales Financieros: Capitanes en Aguas Desconocidas**

Consultar con profesionales financieros es como contar con capitanes expertos en aguas desconocidas. Buscar asesoramiento de expertos puede proporcionar claridad y dirección. Los asesores financieros pueden ayudar a establecer estrategias personalizadas que se adapten a las necesidades y desafíos específicos.

**E) Incorporar Pausas Reflexivas: Evitar los Vientos de la Impulsividad**

Incorporar pausas reflexivas es como evitar los vientos de la impulsividad. Antes de tomar decisiones financieras importantes, tomarse un momento para reflexionar ayuda a reducir la probabilidad de gastos impulsivos. Para las mujeres con TDAH, esta pausa ofrece espacio para evaluar las consecuencias a largo plazo.

# 7.2 Herramientas para la gestión financiera

**Navegando con Herramientas Financieras Adaptadas al TDAH**

Imaginemos que gestionar las finanzas es como navegar por un océano vasto y cambiante. Para las mujeres con TDAH, el uso de herramientas específicas puede hacer que este viaje sea más manejable. Algunas herramientas clave incluyen:

**1. Aplicaciones de Presupuesto: Brújulas en el Mundo Financiero**

Las aplicaciones de presupuesto son como brújulas en el mundo financiero. Estas herramientas, como Mint o YNAB (You Need A Budget), permiten realizar un seguimiento de los ingresos y gastos de manera clara y organizada. Para las mujeres con TDAH, estas aplicaciones ofrecen una visión visual de sus finanzas, facilitando la toma de decisiones informadas.

## 2. Alertas y Recordatorios Automatizados: Faros en el Horizonte Financiero

Las alertas y recordatorios automatizados son como faros en el horizonte financiero. Establecer recordatorios automáticos para el pago de facturas y otras tareas financieras evita olvidos y retrasos. Para las mujeres con TDAH, estas alertas sirven como guías que ayudan a mantener el rumbo en medio de distracciones.

## 3. Banca en Línea: Navegando a Través de Transacciones con Facilidad

La banca en línea es como navegar a través de transacciones con facilidad. Acceder a cuentas bancarias y realizar transacciones desde la comodidad del hogar simplifica la gestión financiera diaria. Para las mujeres con TDAH, esta accesibilidad reduce la carga asociada con las tareas financieras presenciales.

## 4. Aplicaciones de Ahorro Automático: Construyendo Reservas sin Esfuerzo

Las aplicaciones de ahorro automático son como constructores de reservas sin esfuerzo. Herramientas como Digit o Acorns permiten ahorrar automáticamente pequeñas cantidades de dinero. Para las mujeres con TDAH, esta estrategia ayuda a construir ahorros gradualmente, sin la necesidad de esfuerzo constante.

## 5. Herramientas de Seguimiento de Gastos: Mapas Detallados del Gasto Financiero

Las herramientas de seguimiento de gastos son como mapas detallados del gasto financiero. Aplicaciones como PocketGuard o Expensify proporcionan una visión clara de cómo se gasta el dinero. Para las mujeres con TDAH, esta visibilidad facilita la identificación de patrones de gasto y la toma de decisiones informadas.

## 6. Asesores Financieros Virtuales: Capitanes en la Navegación Financiera

Los asesores financieros virtuales son como capitanes en la navegación financiera. Plataformas como Betterment o Wealthfront ofrecen asesoramiento financiero automatizado. Para las mujeres con TDAH, esta opción brinda orientación profesional sin la necesidad de citas presenciales, simplificando el proceso de planificación financiera.

### Cómo Estas Herramientas Benefician a las Mujeres con TDAH

**A) Simplifican la Gestión Financiera Diaria:**

Las aplicaciones de presupuesto, alertas automáticas y banca en línea simplifican la gestión financiera diaria. Para las mujeres con TDAH, esta simplificación reduce la carga cognitiva asociada con las tareas financieras cotidianas.

**B) Ofrecen Visibilidad y Control:**

Las herramientas de seguimiento de gastos y aplicaciones de ahorro automático ofrecen visibilidad y control sobre las finanzas. Esto es especialmente beneficioso para las mujeres con TDAH, ya que les permite tomar decisiones informadas y seguir un camino financiero más claro.

**C) Facilitan el Ahorro Automático:**

Las aplicaciones de ahorro automático facilitan la construcción de ahorros sin esfuerzo constante. Para las mujeres con TDAH, esta automatización elimina la necesidad de recordar y realizar acciones manuales, fomentando el hábito del ahorro.

**D) Proporcionan Orientación Financiera Profesional:**

Los asesores financieros virtuales ofrecen orientación profesional sin la necesidad de citas presenciales. Para las mujeres con TDAH, esto elimina barreras y brinda acceso a asesoramiento financiero especializado de manera más accesible.

**E) Reducen el Estrés Financiero:**

En conjunto, estas herramientas trabajan para reducir el estrés financiero. La claridad, la automatización y la accesibilidad simplifican el manejo del dinero, contribuyendo al bienestar emocional y financiero de las mujeres con TDAH.

# 7.3 Planificación a largo plazo y metas financieras

**Navegando hacia el Futuro: La Importancia de la Planificación a Largo Plazo**

Imaginemos la planificación a largo plazo como el acto de trazar un camino hacia el futuro, un futuro que deseamos y que refleje nuestras aspiraciones. Para las mujeres con TDAH, este proceso puede presentar desafíos únicos, pero también ofrece oportunidades para cultivar un sentido de dirección y logro a largo plazo. Algunos elementos clave de la planificación a largo plazo incluyen:

**<u>Visualización de Metas: Pintando el Cuadro del Futuro Deseado</u>**

La visualización de metas es como pintar el cuadro del futuro deseado. Antes de embarcarse en cualquier viaje, es esencial tener una idea clara de a dónde se quiere llegar. Para las mujeres con TDAH, visualizar metas financieras proporciona una guía visual que actúa como motivación.

### Establecimiento de Metas Realistas: Marcando Hitos Alcanzables

Establecer metas realistas es como marcar hitos alcanzables en el mapa. Las metas deben ser específicas, medibles y alcanzables. Para las mujeres con TDAH, establecer metas realistas reduce la sensación de abrumo y facilita el progreso gradual.

### Desarrollo de un Plan de Acción: Trabajando con un Mapa Detallado

El desarrollo de un plan de acción es como trabajar con un mapa detallado. Este plan incluye pasos específicos para alcanzar cada meta. Para las mujeres con TDAH, tener un plan claro proporciona una estructura que facilita la organización y el seguimiento.

### Incorporación de Flexibilidad: Adaptándose a los Cambios de Rumbo

La incorporación de flexibilidad es como adaptarse a los cambios de rumbo. En el viaje financiero, pueden surgir imprevistos. Para las mujeres con TDAH, la capacidad de ajustar el curso sin perder de vista las metas a largo plazo es clave para superar desafíos inesperados.

### Celebración de Logros Intermedios: Reconociendo el Progreso

La celebración de logros intermedios es como reconocer el progreso en el viaje. Cada hito alcanzado merece ser celebrado, proporcionando motivación adicional. Para las mujeres con TDAH, esta práctica fomenta un sentido de logro y refuerza la conexión entre esfuerzo y recompensa.

**Estrategias para Establecer y Alcanzar Metas Financieras con TDAH**

**1. Identificar Metas Claras y Específicas:** Antes de embarcarse en la planificación a largo plazo, es fundamental identificar metas claras y específicas. ¿Es comprar una casa, saldar deudas, o ahorrar para la educación? Definir metas proporciona dirección y propósito.

**2. Priorizar Metas por Importancia**: Una vez identificadas las metas, es crucial priorizarlas por importancia. Esto ayuda a concentrar la energía en los objetivos más significativos y evita la dispersión de esfuerzos.

**3. Dividir Metas en Pasos Pequeños:** Dividir metas en pasos pequeños facilita la planificación y el seguimiento. Para las mujeres con TDAH, abordar tareas en porciones manejables reduce la sensación de abrumo y facilita el progreso constante.

**4. Utilizar Recordatorios Visuales:** Los recordatorios visuales son herramientas poderosas para las mujeres con TDAH. Colocar recordatorios visuales de metas en lugares visibles actúa como un estímulo constante, manteniendo las metas en el centro de atención.

**5. Establecer Fechas Límite Realistas:** Establecer fechas límite realistas proporciona un marco temporal para alcanzar metas. Es fundamental ser realista al asignar plazos, permitiendo flexibilidad sin comprometer la urgencia.

**6. Buscar Apoyo y Responsabilidad:** Compartir metas con amigos, familiares o mentores brinda apoyo y responsabilidad. Tener un sistema de apoyo ayuda a mantener el enfoque y ofrece perspectivas valiosas.

**Cómo Establecer y Alcanzar Metas Financieras Beneficia a las Mujeres con TDAH**

**Fomenta la Organización y Enfoque:** Establecer y alcanzar metas financieras fomenta la organización y el enfoque. Para las mujeres con TDAH, tener un propósito claro proporciona una estructura que facilita la concentración.

**Promueve la Motivación y el Sentido de Logro:** Alcanzar metas financieras promueve la motivación y el sentido de logro. Celebrar cada hito alcanzado refuerza la conexión entre esfuerzo y recompensa, impulsando la autoestima.

**Genera Claridad en las Decisiones Financieras:** La planificación a largo plazo genera claridad en las decisiones financieras. Tener metas definidas facilita la toma de decisiones informadas y reduce la impulsividad.

**Contribuye al Bienestar Financiero y Emocional:** Establecer y alcanzar metas financieras contribuye al bienestar financiero y emocional. Para las mujeres con TDAH, esto significa construir una base sólida para el futuro y reducir la ansiedad asociada con la incertidumbre financiera.

# Conclusión

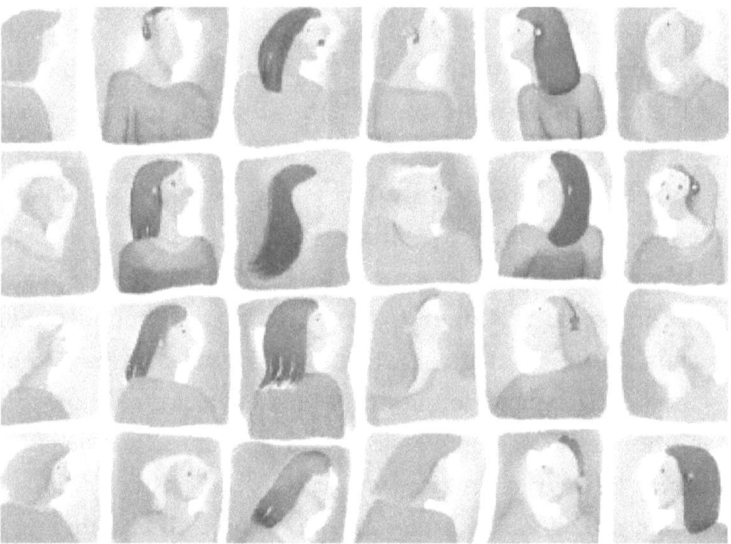

Este libro ha sido más que un compendio de herramientas; ha sido un faro de luz, guiándonos a través de los desafíos únicos que enfrentan las mujeres con TDAH y proporcionando un mapa claro hacia el triunfo en la vida.

Hemos explorado las complejidades de la atención y la hiperactividad, desentrañando las diferencias de género y abordando los desafíos específicos que enfrentan las mujeres con TDAH. En el camino, hemos aprendido sobre el proceso de diagnóstico, derribando obstáculos comunes y descubriendo herramientas especializadas que ofrecen claridad en el camino hacia la comprensión y el autocuidado.

La organización y la gestión del tiempo han sido pilares fundamentales en nuestro recorrido, donde hemos desarrollado habilidades, creado rutinas efectivas y explorado el poder de las herramientas tecnológicas para ganarle la batalla a las distracciones cotidianas. En nuestras relaciones personales y sociales, hemos examinado el impacto del TDAH, aprendiendo a comunicarnos de manera efectiva y construyendo relaciones saludables que enriquecen nuestras vidas.

En el terreno emocional, hemos explorado la profundidad de nuestras emociones, descubriendo estrategias para reconocerlas, regularlas y mantener un equilibrio emocional duradero. No hemos dejado ningún rincón sin explorar, y hemos comprendido cómo el TDAH se entrelaza con nuestras finanzas, desentrañando desafíos y construyendo puentes hacia el control financiero y la seguridad económica.

Cada capítulo ha sido una aventura, cada palabra una brújula que nos ha guiado hacia la autenticidad, la comprensión y el crecimiento personal. Hemos abordado cada tema con la convicción de que, aunque el TDAH puede presentar desafíos, también ofrece oportunidades para desarrollar habilidades únicas, cultivar la resiliencia y triunfar en la vida.

Al cerrar este libro, recordemos que el viaje no termina aquí; más bien, este es el comienzo de un camino continuo hacia el empoderamiento y la autorrealización. Cada estrategia, cada consejo y cada historia compartida ha sido un eslabón en la cadena de nuestra propia evolución. Sigamos navegando juntas, apoyándonos mutuamente en la travesía, y recordemos siempre que, con determinación y las herramientas adecuadas, las mujeres con TDAH pueden no solo triunfar, sino también brillar con luz propia en el mundo. ¡Adelante, valientes navegadoras del TDAH, el éxito les aguarda!

# Don't miss out!

Visit the website below and you can sign up to receive emails whenever Olivia I. Thigpen ESP publishes a new book. There's no charge and no obligation.

https://books2read.com/r/B-A-AHNAB-HYESC

BOOKS2READ

Connecting independent readers to independent writers.

Did you love *Mujeres con TDAH*? Then you should read *Amor con ansiedad: Cómo construir relaciones saludables en tiempos inciertos*[1] by Olivia I. Thigpen (ESP)!

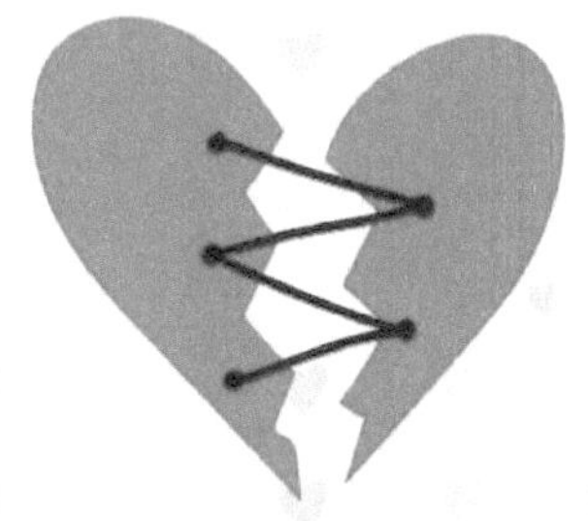



[2]

**¡Descubre el camino hacia relaciones más fuertes y amorosas en medio de la ansiedad y la incertidumbre!** "Amor con Ansiedad: Cómo Construir Relaciones Saludables en Tiempos Inciertos" es tu guía comprensiva para transformar los desafíos emocionales en oportunidades de crecimiento y conexión genuina.

Este libro te lleva de la mano a través de las complejidades del amor en situaciones difíciles. Explora los diferentes tipos de ansiedad que pueden afectar tus relaciones y aprende a reconocer los síntomas antes de que se conviertan en obstáculos insuperables. Descubre las causas subyacentes de la ansiedad en el contexto de las relaciones de pareja y cómo estas preocupaciones pueden fortalecer, en lugar de debilitar, tu vínculo.

---

1. https://books2read.com/u/3kBlxN

2. https://books2read.com/u/3kBlxN

Dentro de estas páginas, encontrarás estrategias prácticas y científicamente respaldadas para manejar la ansiedad tanto individualmente como en pareja. Aprende a comunicarte de manera efectiva, incluso cuando la ansiedad amenaza con distorsionar tus palabras. Descubre cómo mantener la intimidad y fomentar conexiones más profundas, incluso en los momentos más desafiantes.

Además, enfrenta la incertidumbre con valentía y aprende a convertirla en una oportunidad para fortalecer tu relación. Este libro no solo te proporciona herramientas prácticas para afrontar los desafíos de la vida, sino que también te brinda un enfoque compasivo y esperanzador para enfrentar la ansiedad y la incertidumbre junto a tu ser querido.

**"Amor con Ansiedad"** no es solo un libro; es una brújula emocional que te guiará a través de las tormentas hacia aguas más serenas y amorosas. Escrito con empatía y respaldado por la ciencia, este libro te empoderará para transformar la ansiedad en un motor de crecimiento personal y amor duradero.

**¡Descubre cómo el amor puede florecer incluso en los momentos más oscuros!**

Read more at https://oliviatda.com/.

# Also by Olivia I. Thigpen ESP

### Disciplina Positiva
TDAH Como criar a un niño explosivo
Como Generar Auto Confianza en los Niños
Manejo de la Ira Para Padres
TDAH 2.0 Una guía sobre la enseñanza a niños con TDAH


### Mente Saludable
Como dejar de Pensar Demasiado y Desintoxicarse: 8 Estrategias comprobadas
para liberar la mente de Espirales Negativos, Reducir el Estrés, Aumentar la
Productividad y Vivir en el Presente
Mujeres con TDAH


### Relaciones Sanas
Amor con ansiedad: Cómo construir relaciones saludables en tiempos inciertos
Liberarse de la Manipulación Narcisista: Estrategias para sanar y florecer más
allá de las Relaciones Tóxicas
Relaciones Narcisistas: Superar la Codependencia, Establecer Límites y Reparar
Relaciones Románticas en un Mundo Intenso

Watch for more at https://oliviatda.com/.